U0196553

公共卫生防范能力：美国州和地方计划标准（2011年3月）

Public Health Preparedness Capabilities：
National Standards for State and Local Planning（March 2011）

原　著　Division of State and Local Readiness in the
　　　　Office of Public Health Preparedness and Response，
　　　　Centers for Disease Control and Prevention

主　译　周祖木　陈恩富

审　校　魏承毓

译　者　（按姓氏笔画排序）

　　　　仝振东　吕华坤　邹　艳　陈　晟

　　　　陈　浩　陈永弟　陈廷瑞　陈恩富

　　　　周祖木　周潇洒　蔡圆圆　魏晶娇

北京大学医学出版社

GONGGONG WEISHENG FANGFAN NENGLI：
MEIGUO ZHOU HE DIFANG JIHUA BIAOZHUN

图书在版编目（CIP）数据

公共卫生防范能力：美国州和地方计划标准：2011 年 3 月/美国疾病预防控制中心公共卫生防范和应对办公室的州和地方准备部编；周祖木，陈恩富译. —北京：北京大学医学出版社，2012. 6

书名原文：Public Health Preparedness Capabilities：National Standards for State and Local Planning

ISBN 978-7-5659-0353-3

Ⅰ. ①公⋯ Ⅱ. ①美⋯ ②周⋯ ③陈⋯ Ⅲ. ①公共卫生－突发事件－卫生管理－美国 Ⅳ. ①R199.712

中国版本图书馆 CIP 数据核字（2012）第 027423 号

This is a translation of *Public Health Preparedness Capabilities*：*National Standards for State and Local Planning*. This book is published by arrangement with Office of Public Health Preparedness and Response，Centers for Disease Control and Prevention.

The original edition was developed by the Division of State and Local Readiness in the Office of Public Health Preparedness and Response（OPHPR），Centers for Disease Control and Prevention（CDC）.

北京市版权局著作权合同登记号：图字：01 - 2011 - 7376

公共卫生防范能力：美国州和地方计划标准（2011 年 3 月）

主　　译：周祖木　陈恩富
出版发行：北京大学医学出版社（电话：010-82802230）
地　　址：(100191) 北京市海淀区学院路 38 号 北京大学医学部院内
网　　址：http：//www. pumpress. com. cn
E - mail：booksale@bjmu. edu. cn
印　　刷：北京佳信达欣艺术印刷有限公司
经　　销：新华书店
责任编辑：董采萱　　责任校对：金彤文　　责任印制：苗　旺
开　　本：889mm×1194mm　1/16　印张：11　字数：289 千字
版　　次：2012 年 6 月第 1 版　2012 年 6 月第 1 次印刷
书　　号：ISBN 978-7-5659-0353-3
定　　价：53.00 元

序

  2011 年 3 月，美国疾病预防控制中心的公共卫生防范和应对办公室发表了由他们组织编写的、专门针对各种突发公共卫生事件的专著《公共卫生防范能力：美国州和地方计划标准》（*Public Health Preparedness Capabilities：National Standards for State and Local Planning*）一书。此书的主要特色是它极强的针对性和突出的实用价值。我国周祖木主任医师等不仅敏锐地在第一时间捕捉到本书的全部内容和相关信息，而且以只争朝夕的精神，利用节假日及业余时间夜以继日地将其译成中文，使国内同仁及有关单位和部门的负责同志得以先睹为快。应该说这是一件大好事，一件有益于人民卫生防病事业的事。

  古语说："他山之石，可以攻玉。"尽管此书主要是针对美国的现实情况和需求编写的，但绝大部分内容同样适用于包括我国在内的其他国家和地区。书中对 15 种公共卫生防范能力的阐述尤为系统全面，而且还推荐了多篇与之相关的参考文献以供阅读。

  衷心祝贺本书中文译本在美国疾病预防控制中心和北京大学医学出版社的大力支持下及时出版，希望它能同样富有成效地服务于我国的突发公共卫生事件防范和建设事业！

魏承毓

二〇一一年九月二十日

译者的话

近年来全球突发公共卫生事件威胁时有发生，有时甚至非常严重，如地震、海啸、核事故等各种自然灾害和人为事故，SARS、禽流感、肺炭疽、甲型 H1N1 流感等各种传染病，国际性组织、各国政府及其相关机构和民众对此都非常关切。为更好地防范、应对突发公共卫生事件，加强公共卫生能力建设，使之更加标准化、规范化，美国疾病预防控制中心（CDC）组织编写了《公共卫生防范能力：美国州和地方计划标准》。

本书分为生物监测、社区恢复力、防控措施和减缓措施、事故管理、信息管理、突发事件管理 6 个部分共 15 种公共卫生防范能力，每种能力包括能力定义和相关功能清单、绩效指标、任务和资源考虑。将资源又细分为计划、技能和培训、设备和技术三个部分。书中也提供了丰富的参考文献，可供进一步阅读。本书注重科学性、实用性，权威性强，既全面又简要，可操作性强，对从事公共卫生的人员有重要参考价值，尤其是对从事灾害和突发公共卫生事件相关工作的人员更有现实意义，也可供从事突发公共卫生事件的教学、科研以及医务工作者阅读参考。迄今为止，国内尚无类似书籍。

本书的 15 种能力虽然作为美国国家标准，供州和地方卫生部门制定防范计划之用，但也可作为我国卫生行政部门和疾病预防控制机构以及政府相关部门、人道主义援助和救灾防病相关机构决策和制定相关法律法规的科学依据，是一本应对各种公共卫生突发事件的指南和参考书，有重要的实用价值，对我国防控和应对公共卫生突发事件具有很好的借鉴意义，必将有助于提高我国的公共卫生防范能力。

在翻译工作中，承蒙美国疾病预防控制中心公共卫生防范和应对办公室（Office of Public Health Preparedness and Response，CDC）Linda Tierney、Fostine S. Pierce、Dave Daigle 的大力支持，多次不厌其烦地为本书联系版权事宜；承蒙美国疾病预防控制中心中国项目办公室的大力支持，并得到项目主管 Melind G. Frost 的热情鼓励，项目高级专员李日春和高行博士在百忙之中抽空对本书部分章节进行了审校，并提出宝贵意见；承蒙北京大学医学部魏承毓教授的热情鼓励，且在百忙中协助审校本书并为之作序；北京大学医学出版社对本书的及时出版给予了大力支持。在此一并表示衷心的感谢！

限于学识水平，难免在译作中出现错误和不足之处，恳请读者不吝指正。

周祖木

二〇一一年九月十日

目　录

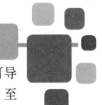
公共卫生威胁时有发生。这些威胁无论是由自然因素、人为因素还是意外事故所致，都可导致公共卫生事件的发生。为预防、应对公共卫生威胁，并从这些威胁的影响中快速恢复正常，至关重要的是做好防范，保护和确保国家公共卫生安全。

2009年H1N1流感大流行凸显了社区防范潜在威胁的重要性。由于CDC在应对传染病暴发、职业危害或环境事件方面拥有独特的能力，故在确保州和地方公共卫生系统防范这些公共卫生事件以及其他事件方面也可起重要作用。根据公共卫生应急防范（PHEP）合作协议，CDC为州、地方和领地公共卫生部门提供资金和技术支持。PHEP合作协议基金每年向50个州、4个地区、8个领地和自由联合邦（Freely Associated States）提供7亿美元，以构建和加强其应对公共卫生事件的能力。

威胁的不断演变和公共卫生系统的加强

如同美国CDC防范报告（http：//www.cdc.gov/phpr/reportingonreadiness.htm）所显示的一样，自2001年以来，公共卫生部门在防范方面已取得显著进展。然而，州和当地公共卫生部门仍将面临各种挑战，包括清单所列的不断增加的各种公共卫生威胁。不管有无这些威胁，有效的公共卫生应对都是以有效的公共卫生系统开始的，通过健全的系统适当地开展常规的公共卫生活动。换言之，健全的州和地方公共卫生系统是有效进行公共卫生应对的基础。

目前，公共卫生系统及其前瞻性的防范计划面临许多挑战。尽管自2001年9月11日以来，国会拨付给CDC大量专款来大力支持全国性的州和地方公共卫生防范工作，在公共卫生防范方面取得了真实和重大的进展，但目前联邦防范基金正在削减，导致州和地方规划者对保持原有的能力表示担忧。州和地方规划者对如何优化和确保联邦资金直接投入其辖区的优先领域可能需要作出艰难的选择。

确定州和地方计划的国家标准

为了应对这些挑战，为2011年8月正式生效的新五年PHEP合作协议做准备，CDC实施了系统工程来确定一系列公共卫生防范能力，以支持州和地方卫生部门制定战略性计划。其编写的这本《公共卫生防范能力：美国州和地方计划标准》也被称为《公共卫生防范能力》，作为制定公共卫生防范能力计划的国家标准，可帮助州和地方制定计划者确定防范的缺陷，确定某辖区的优先项目，制定构建和维持能力的计划。这些标准旨在加速制定州和地方的防范计划，为防范计划提供指导和建议，以确保社区更加安全、恢复能力更强和防范更全面。

公共卫生防范能力　CDC确定了下列15种公共卫生防范能力（如在相应领域所示），作为州和地方公共卫生防范的基础。

生物监测
　—公共卫生实验室检测
　—公共卫生监测和流行病学调查

社区恢复力
　—社区防范

—社区恢复

防控措施和减缓措施
　—医学防控用品分发
　—医疗物品管理和分发
　—非药物干预

—应对者安全和健康	**突发事件管理**
事故管理	—死亡事件管理
—应急管理协调	—群体性事件处置
信息管理	—医疗需求激增事件
—应急公共信息和预警	—志愿者管理
—信息共享	

这些领域显示在某些能力之间有明显的相互依赖性。根据其辖区风险评估（详见能力1：社区防范），辖区应选择其所需的能力级别，但强烈建议首先确保在下列领域的能力：

- 生物监测
- 社区恢复力
- 防控措施和减缓措施
- 事故管理
- 信息管理

CDC 使用美国国土安全部（DHS）目标能力表的名称和定义，将《大流行和全危害防范法案》（PAHPA）的内容以及《国家卫生安全策略》（NHSS）中所列的能力作为基线，来确定每种能力的各个公共卫生部分。作为该过程中的部分，生物监测部分的动物疾病和应急支持、食品和农业安全与防护以及环境健康都可与公共卫生监测和流行病学调查能力相结合。此外，化学、生物、放射、核和爆炸因子的检测也可与实验室检测能力相结合。从横截面来看，15 种能力中有几种为重要的防范主题，如法律防范、脆弱或高危人群、放射或核辐射防范等。

与国家计划保持一致　《大流行和全危害防范法案》（PAHPA）强调公共卫生能力计划与国家的一些其他计划，尤其是 NHSS 的防范目标保持一致。PAHPA 也提出，NHSS 应与 DHS 的《国家防范指南》相一致，而该指南的一个重要部分就是目标能力清单。《国家防范指南》是根据国家优先项目，通过基于能力的计划过程而制定的防范标准。

除了与《国家防范指南》保持一致外，美国 CDC 还决定公共卫生防范能力应与美国卫生和人类服务部（HHS）提出的 10 项基本公共卫生服务模型相一致。CDC 制定了一项计划，确定使几种公共卫生防范能力与多种基本公共卫生服务相一致。因此，州和地方防范能力与 DHS 的目标能力和 HHS 的 10 项基本公共卫生服务相一致，重点是对防范有重要意义的公共卫生能力（见下图）。CDC 确定的公共卫生防范能力也直接与 NHSS 能力中的 21 种相一致。

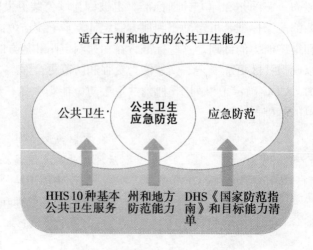

日常使用　目前公共卫生防范能力仅代表州和地方防范的国家公共卫生标准，这些标准使州和地方卫生部门能更好地应对突发公共卫生事件，支持完成 10 项基本公共卫生服务。每种公共卫生防范能力应确定与日常公共卫生活动和基本公共卫生服务相关的优先资源要素。可通过不同的途径（如演习、策划的事件和真实事件）来展示其能力。应鼓励辖区通过日常公共卫生活动以展示和评价其公共卫生防范能力。

系统性方法　每种公共卫生防范能力的内容是基于有证据的文件、可使用的有关防范的文献，以及来自联邦政府和州及地方社区实际工作中积累的主要专题相关知识。

在编写本书时，为确定州和地方公共卫生防范的优先项目，CDC 回顾了关键的法律和行政法令，包括：

- 《大流行和全危害防范法案》（PAHPA），此法案可批准州和地方防范基金
- 美国国土安全部（DHS）国土安全第 5、8 和 21 号总统令
- 《国家卫生安全策略》（NHSS）

CDC 也审查了来自国家伙伴组织〔如州及领地卫生官员协会（ASTHO）、国家乡村和城市卫生官员协会（NACCHO）以及包括美国卫生和 RAND 合作信托在内的第三方组织〕的相关防范文件。

选择能力的方法是根据 CDC 公共卫生防范和应对办公室的科学咨询委员会的同行评议而作出的。委员会对所提出的方法和能力作出评价后再将其纳入州和地方防范范围内。

重要的相关人员　许多相关人员致力于提出这 15 种公共卫生防范能力，包括 CDC 和其他联邦机构及专业组织约二百名专家。积极参与这个过程的联邦机构包括 HHS 防范和应对副部长（associate secretary）办公室、DHS 联邦应急管理机构和卫生事务办公室、美国运输部国家公路交通安全管理局。CDC 还与美国相关协会，如美国医院协会、公共卫生实验室协会、州和领地流行病学委员会、美国应急管理协会和美国公共卫生信息协会等合作。此外，CDC 还与其他组织如 ASTHO 和 NACCHO 合作，开展州和地方社区演练。

这个合作过程开始于 2010 年 1 月，当时许多 CDC 代表与其他专家一起，开始研究公共卫生防范能力。第二年，CDC 每周举行专题专家能力工作小组会议，提出所选的能力范围、能力功能以及每种能力的资源要素。在编写过程中，许多相关人员对本书进行了认真全面的审查。

日臻完善

州和地方公共卫生部门是公共卫生事件的首个应对者。CDC 仍致力于加强其防范。CDC 组织编写的《公共卫生防范能力：美国州和地方计划标准》有助于公共卫生部门制定每年和长期的防范计划，来指导其防范策略和资金投入。随着新证据的不断出现和防范知识的更新，这些标准将更加完善。

本书的公共卫生防范能力如何组成

本书的公共卫生防范能力按照英文字母顺序排列

1. 社区防范（Community Preparedness）
2. 社区恢复（Community Recovery）
3. 应急管理协调（Emergency Operations Coordination）
4. 应急公共信息和预警（Emergency Public Information and Warning）

5. 死亡事件管理（Fatality Management）

6. 信息共享（Information Sharing）

7. 群体性事件处置（Mass Care）

8. 医学防控用品分发(Medical Countermeasure Dispensing)

9. 医疗物品管理和分发（Medical Materiel Management and Distribution）

10. 医疗需求激增事件（Medical Surge ）

11. 非药物干预（Non-Pharmaceutical Interventions）

12. 公共卫生实验室检测（Public Health Laboratory Testing）

13. 公共卫生监测和流行病学调查（Public Health Surveillance and Epidemiological Investigation）

14. 应对者安全和健康（Responder Safety and Health）

15. 志愿者管理（Volunteer Management）

每种能力包括能力定义和相关功能清单、绩效指标、任务和资源考虑。

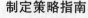

> **制定策略指南**
>
> 本书的 15 种能力部分旨在作为国家标准，供州和地方卫生部门制定防范计划之用。

- **能力定义**用于说明州、地方、部落和领地公共卫生的能力。
- **功能**是指达到某种能力所需的核心要素。
- **绩效指标**是指 CDC 确定的（如果有的话）与功能相关的绩效指标。
- **任务**是指完成功能所需的步骤。
- **资源要素**部分列出辖区能顺利运行某功能和完成相关任务所必须具有的或能获得（通过与某伙伴组织签订协议、谅解备忘录等）的资源清单。CDC 将资源分为三个部分：①计划；②技能和培训；③设备和技术。CDC 还进一步将其中一些资源要素作为优先等级。优先等级的要素被认为在资源要素中是最重要的，作为州和地方防范的"最低标准"。其余的资源要素可建议在辖区活动时考虑使用。

资源要素

计划：指在现有的实施计划、标准操作程序和/或应急处置计划中应包括的要素，包括引用法律授权的语言和高危人群。

技能和培训：指能使个人和团队充分发挥能力所需的基本能力和技能。

设备和技术：指辖区内应储备或应获得的设备，而且设备应足量，能完全达到辖区内的能力要求。

注意：首先应鼓励辖区自评其能力，提出每种能力的优先计划资源要素，并进行评估以说明每种能力的功能和任务。CDC 在优化资源要素方面取得了重大成绩：公共卫生机构已有储备（在其现有的计划或其他书面文件中）或获得（伙伴机构对保证计划中的这种要素负有法律责任，并在公共卫生机构与伙伴机构之间有证明该项作用和责任的正式协议）资源要素的能力。

辖区不必将相关材料寄到 CDC，但一旦需要，应有可获得的计划供查阅。

（周祖木　译）

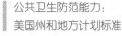

CDC 的《美国州和地方计划标准》描述了达到州和地方公共卫生防范目的所需的能力。其内容可作为州和地方公共卫生防范成员评估其辖区防范计划的参考。

CDC 正在制定的这些公共卫生防范国家标准，对国家卫生系统的计划可起到支持性作用。CDC 鼓励辖区在其制计划过程中使用其他工具和地方的信息，如现有的辖区行政战略性计划、现有的危害和脆弱性评估资料以及行动后报告/改进计划的结果。

公共卫生防范能力计划模型

为了帮助辖区制定计划，CDC 已研制了一种公共卫生防范能力计划模型。该模型描述了高级计划过程，使州和地方卫生部门根据该模型来确定其防范优先项目和制定其防范活动计划。该计划模型与美国国土安全部防范过程的计划阶段兼容。

公共卫生防范能力计划模型并非用于描述一种方法，而旨在提出用于制定防范计划的一系列活动。下图显示了该模型的三个主要阶段和相关步骤。

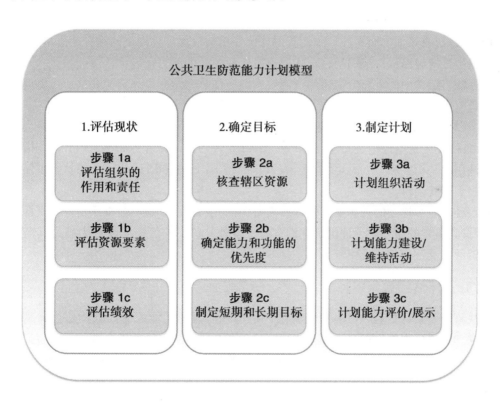

共需完成三个阶段，每个阶段的步骤如下：

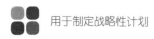

阶段 1：评估现状

步骤 1a：评估组织的作用和责任

评估阶段的第一步是要确定辖区内有哪些组织实体负责每种能力和功能。这些组织实体可包括州级机构、伙伴组织、地方和部落卫生部门等。例如，在某些行政区，验尸官和法医传统上在死亡处理活动中起领导作用。因此，当确定公共卫生对这种能力需承担责任时，公共卫生应寻找这种伙伴。

步骤 1b：评估资源要素

能力中的每种功能都包括一系列优先和推荐的资源要素，共分为三类：计划、技能和培训、设备和技术。这些都是 CDC 和项目专家确定的资源，对构建和维持相关能力至关重要。为了评估公共卫生的现状，核查资源要素（尤其是优先的资源要素）以确定这些要素在辖区内的现状是必要的。并非所有的公共卫生机构有望拥有每个资源要素，故应鼓励辖区与辖区内部和外部的伙伴合作来确保获得所需的资源。应鼓励辖区首先自我评估，以提出每种能力的优先资源要素，并说明每种能力的功能和任务。成功提出优先的资源要素可定义为公共卫生机构有提出他们已拥有（自己现有的计划或其他书面文件）或能获得（伙伴机构对保证计划中的这种要素负有法律责任，并在公共卫生机构与该伙伴组织间有正式协议）资源要素的能力。

对于在能力定义中尚未充分描述的资源要素，应注意完全获得该资源要素所可能遇到的任何挑战和困难。

此外，CDC 已将资源要素与《项目公共卫生预案》（Project Public Health Ready，RPHR）2011 年标准和公共卫生评审委员会（Public Health Accreditation Board，PHAB）指标（2009年 7 月 β 试用版）相关联——见尾注。已有或正准备 RPHR 或 PHAB 认证的辖区可使用这些信息，进一步促进其评价。

针对每种功能所描述的资源要素既非所需资源的冗长清单，也不能提示所需的资源量（如人员数）。因此，重要的是，除了评价确定的资源要素外，每个辖区还应注意为满足其需要的任何其他重要资源以及任何挑战或困难。

步骤 1c：评估绩效

在完成资源要素评估后，下一个步骤是评估每种能力和功能的绩效以及是否满足辖区的需求。绩效展示和评价资料可通过活动来收集，从而提出 CDC 确定的绩效指标、书面记录演练或真实的事件活动。

阶段 2：确定目标

步骤 2a：核查辖区资源

在评估辖区的现有资源要素和绩效后，下一步是要确定需求和空缺。除了上一个阶段的资源要素评估外，还有许多其他可用的信息，这些信息包括（但并不限于）以下几项：

- 来自辖区危害和脆弱性分析的现有资料

 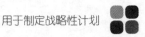

- 应急处理计划
- 基金考虑（如来自相关联邦防范计划的指南和基金需求）
- 以前的战略性计划或制定计划的工作
- 以前的州和地方评审工作
- CDC 的国家战略性储备技术协助评审结果
- 行动后报告/改善计划
- 以前的绩效评估结果

详见能力 1：社区防范之优先资源要素需求。

步骤 2b：确定能力和功能的优先度

能力定义是广义的。不能期望辖区在短期内提出有关所有能力的所有事项、空缺和需求。因此，辖区应根据其风险评估（详见能力 1：社区防范）选择其期望达到的能力等级，但强烈建议首先要确保以下领域的能力：

- 生物监测
- 社区恢复力
- 防控措施和减缓措施
- 事故管理
- 信息管理

其他的优先标准可包括下列几项：

- 优先的资源要素缺少或不全
- 绩效/能力比实际需求低
- 对公共卫生、医疗、精神/行为的卫生系统构成危险和威胁
- 填补空缺和发挥才干的能力非常重要
- 循证实践

步骤 2c：制定短期和长期目标

该计划模型确定了短期目标（1 年）和长期目标（2～5 年）。辖区应评审步骤 2a 所描述的各种资源，根据步骤 2b 所描述的优先标准来分析其优先项目，确定一系列短期（1 年）和长期（2～5 年）目标。

根据该模型的目的，所有目标都应包括能力、功能和资源要素三个方面。例如，短期目标可以是在某种能力内完全构建一个特定的功能，包括确保拥有所有优先资源要素。长期目标应是构建（单独或通过合作）能力，说明绩效，并最终维持所有的能力和功能。

阶段 3：制定计划

步骤 3a：计划组织活动

在确定短期和长期目标后，下一个步骤是制定具体措施和活动计划，尤其是针对短期目标。虽然实际上辖区可以将相关的活动集中起来开展，以体现某一项目或活动范围内的多个功能或能力，但根据这个计划模型，所有的活动要与单个的能力、功能和资源要素相关。

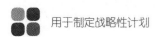

步骤 3b：计划能力建设/维持活动

根据每种能力和功能，辖区一般要构建、维持抑或可能削弱某种能力和/或功能，但这主要取决于已确定的需求、缺口、优先项目和目标。若要构建和维持某种能力和/或功能，则应鼓励辖区与其他机构、伙伴和其他辖区合作并签订谅解备忘录。若要削弱某种能力和/或功能，辖区应确定导致其工作缩减的挑战和困难。

州应考虑其地方和部落卫生部门需要何种类型的支持，并计划给予相应的帮助和签订合约。向地方卫生部门提供支持时最好说明要满足哪些能力和功能。

辖区也应确定需要哪些技术帮助，不管这种帮助是来自 CDC 还是其他机构。技术帮助对应对挑战、解除障碍或满足其他需求来讲也是必需的。

根据该计划模型，活动和技术帮助的需求一般与某种功能和资源要素（如制定或修订计划或过程、培训工作人员、构建/购买设备和技术）有关。

步骤 3c：计划能力评价/展示

计划过程的最后一个步骤是要制定出用于展示与评价能力和功能的计划，尤其是针对新构建的能力和功能。能力的展示可通过许多不同的方法，如演练、策划的事件和真实的事故。应积极鼓励辖区开展常规的公共卫生活动，以展示和评价其能力。这些演练、事件或事故的文字记录，以及用于改进质量的行动后报告和改进计划是这个过程的重要部分。对于那些已有经 CDC 确定的绩效指标的能力和功能，应鼓励辖区收集这些指标的相关资料。

（周祖木　译）

能力 1：社区防范

定义：社区防范是社区短期和长期对公共卫生事件防范、抵御和从中恢复的能力。在社区防范中，通过参与和协调应急管理、卫生保健机构（私立和基于社区）、精神/行为卫生保健人员、社区和宗教团体，州、地方和领地的公共卫生责任如下：

- 支持公共卫生、医疗、精神/行为卫生系统的发展，强化恢复能力
- 参与社区和宗教团体有关如何预防、应对公共卫生事件和从中恢复的宣传教育培训
- 提高对医疗、精神/行为卫生资源的认识水平和获得能力，帮助保护社区卫生，满足高危人员的功能性需求（如交流、治疗、独立性、监护、运送）
- 让公立和私立组织参与防范活动，满足高危人员的功能性需求，并说明社区的文化、社会经济、人口学构成
- 确定可能有不良卫生后果的高危人群
- 收集和/或整合因当地或遥远社区发生事故而流动的人群之卫生需求（如临时的核设备或飓风）

功能和相关绩效指标：该能力由具有如下功能的能力所构成。目前，这些功能尚无 CDC 确定的绩效指标。

功能 1：确定对辖区卫生的危险性
功能 2：构建社区伙伴关系，支持卫生防范
功能 3：与社区组织紧密配合，促进公共卫生、医疗、精神/行为卫生社会网络建设
功能 4：协调培训和指导，确保社区参与防范工作

能力 2：社区恢复

定义：社区恢复是协调社区伙伴（卫生保健组织、商业、教育和应急管理），计划和倡议重建公共卫生、医疗、精神/行为卫生系统，使其功能水平至少达到事故前水平，并尽可能超过事故前水平。

该能力支持国家卫生安全策略目标 8：将事故后卫生恢复与计划和应对结合起来。辖区内公共卫生、医疗、精神/行为卫生服务和系统的事故后恢复对卫生安全至关重要，并需在恢复公共卫生、医疗、人类服务机构的服务、保健人员、机构和设施方面得到公共卫生机构的合作和促进。监测公共卫生、医疗和精神/行为卫生基础设施是基本的公共卫生服务。

功能和相关绩效指标：该能力由具有如下功能的能力所构成。目前，这些功能尚无 CDC 确定的绩效指标。

功能 1：确定和监测公共卫生、医疗、精神/行为卫生系统恢复需求
功能 2：协调社区公共卫生、医疗、精神/行为卫生系统恢复运行
功能 3：实施纠偏行动，减少今后事件造成的损害

 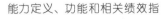

能力 3：应急管理协调

定义：应急管理协调是通过建立标准化的可测量的监管、组织和督导系统，使之符合辖区标准和操作规程，并符合国家事故管理系统，来指导和支持处理与公共卫生或医疗相关的事件或事故的能力。

功能和相关绩效指标：该能力由具有如下功能的能力所构成。CDC 确定的相关绩效指标也列于下文。

功能 1：进行初步评估来确定公共活动的需求

功能 2：启动公共卫生应急管理

　指标 1：预先确定的工作人员向负责启动公共卫生机构事故处理的领导人员（或相似的领导角色）报到立即上班的时间。绩效目标：60 分钟或以下

功能 3：制定事故应急策略

　指标 1：在开展第二个行动前，出台已获准的事件行动计划

功能 4：管理和维持公共卫生应对

功能 5：解散和评价公共卫生应急过程

　指标 1：完成行动后提交报告和改进计划草案的时间

能力 4：应急公共信息和预警

定义：应急公共信息和预警是收集、协调并向公众和突发公共卫生事件管理人员发布信息、预警、警戒和通告的能力。

功能和相关绩效指标：该能力由具有如下功能的能力所构成。CDC 确定的相关绩效指标也列于下文。

功能 1：启动应急公共信息系统

功能 2：确定对共享的公共信息系统的需求

功能 3：建立和参与操作信息系统

功能 4：建立公众互动和信息交换途径

功能 5：发布公共信息、预警、警戒和通告

　指标 1：向公众发布危险信息的时间

能力 5：死亡事件管理

定义：死亡事件管理是协调其他组织（如法律实施机构、卫生保健组织、应急管理组织和法医/验尸官）以确保人类尸体和个人财产得到合适处置的能力，包括恢复、处理、鉴定、运输、寻查、储放和清理，并确定死因，以便家庭成员、应对者和事件幸存者获得精神/行为卫生服务。

功能和相关绩效指标：该能力由具有如下功能的能力所构成。目前，这些功能尚无 CDC 确定的绩效指标。

功能 1：确定公共卫生在死亡事件管理中的角色

功能 2：启动公共卫生死亡事件管理程序

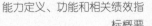

功能3：帮助收集和分发死者生前资料

功能4：参与为幸存者提供的精神/行为卫生服务

功能5：参与死亡者处理和存放程序

能力6：信息共享

定义： 信息共享是在联邦、州、地方、领地和部落等各级政府和私立机构之间进行多地区、多部门的卫生相关信息和事态进展资料交流的能力。这种能力包括常规分享信息，向联邦、州、地方、领地和部落等各级政府和私立机构发布公共卫生预警，以防范、应对公共卫生事件或事故。

功能和相关绩效指标： 该能力由具有如下功能的能力所构成。目前，这些功能尚无CDC确定的绩效指标。

功能1：确定信息相关人员

功能2：确定和制定信息共享的规则和资料要素

功能3：交流信息以确定常用的操作图

能力7：群体性事件处置

定义： 群体性事件处置是指协调伙伴机构，以满足集中安置点内事件受累人群的公共卫生、医疗和精神/行为卫生需求的能力。该能力还包括对正在开展的监测和评估进行协调，以确保根据相关事件的进展而继续满足其卫生需求。

功能和相关绩效指标： 该能力由具有如下功能的能力所构成。目前，这些功能尚无CDC确定的绩效指标。

功能1：确定公共卫生在群体性事件处置中的作用

功能2：确定群体性事件受累人群的需求

功能3：协调公共卫生、医疗和精神/行为卫生服务

功能4：监测群体性事件相关人群的健康

能力8：医学防控用品分发

定义： 医学防控用品分发是指按照公共卫生指南和/或建议向某特定人群分发医学防控用品（包括疫苗、抗病毒药物、抗生素、抗毒素等）以支持治疗或药物预防（口服药物或疫苗接种）的能力。

功能和相关绩效指标： 该能力由具有如下功能的能力所构成。CDC确定的相关绩效指标也列于下文。

功能1：确定和启动医学防控用品分发策略

功能2：接收医学防控用品

功能3：启动分配程序

　指标1：根据CDC公共卫生防范和反应办公室国家战略性储备处的混合绩效指标

功能4：对特定人群分发医学防控用品

　指标1：根据CDC公共卫生防范和反应办公室国家战略性储备处的混合绩效指标

功能 5：不良反应事件报告

能力 9：医疗物品管理和分发

定义：医疗物品管理和分发是指在突发事件期间获得、维持（如冷链储存或其他存储草案）、运输、分发和跟踪医疗物品（如药物、手套、面罩和呼吸机），以及在事故后必要时收回未用的医疗物品并说明理由的能力。

功能和相关绩效指标：该能力由具有如下功能的能力所构成。CDC 确定的相关绩效指标也列于下文。

功能 1：指挥和启动医疗物品管理与分配
　指标 1：根据 CDC 公共卫生防范和反应办公室国家战略性储备处的混合绩效指标
功能 2：获得医疗物品
　指标 1：根据 CDC 公共卫生防范和反应办公室国家战略性储备处的混合绩效指标
功能 3：维护并更新库存管理和报告系统
　指标 1：根据 CDC 公共卫生防范和反应办公室国家战略性储备处的混合绩效指标
功能 4：确立和维护安全
　指标 1：根据 CDC 公共卫生防范和反应办公室国家战略性储备处的混合绩效指标
功能 5：分发医疗物品
　指标 1：根据 CDC 公共卫生防范和反应办公室国家战略性储备处的混合绩效指标
功能 6：回收医疗物品和撤销分配活动
　指标 1：根据 CDC 公共卫生防范和反应办公室国家战略性储备处的混合绩效指标

能力 10：医疗需求激增事件

定义：医疗需求激增是指在发生事件期间受累社区所需的医学评价和卫生服务大大超过了医学基础设施日常运转能力范围，其能力也包括卫生保健系统在危害性影响中得以保全或能够快速恢复其受累的运行。

功能和相关绩效指标：该能力包括具有如下功能的能力。目前，这些功能尚无 CDC 确定的绩效指标。

功能 1：评价突发事件的性质和范围
功能 2：支持应对医疗需求激增
功能 3：支持辖区医疗需求激增管理
功能 4：支持终止医疗需求激增管理

能力 11：非药物干预

定义：非药物干预是指向相应的领导机构（如果不是公共卫生部门）建议并在必要时实施控制疾病、伤害和暴露的策略的能力。策略包括：

• 隔离和检疫
• 限制活动和旅游的劝告/警告

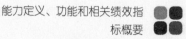

- 减少社交活动
- 外部清洁
- 个人卫生
- 预防性保护行为

功能和相关绩效指标：该能力由具有如下功能的能力所构成。目前，这些功能尚无 CDC 确定的绩效指标。

功能 1：与伙伴组织合作，确定影响非药物干预的因素

功能 2：确定非药物干预

功能 3：实施非药物干预

功能 4：督导非药物干预

能力 12：公共卫生实验室检测

定义：公共卫生实验室检测是指能开展快速和常规的检测、鉴定、确证试验、资料报告、调查支持和实验室网络建设，以确定真实的和潜在的危险因素暴露。危险因素包括在多种场所（包括临床标本、食品和环境标本，如水、空气和土壤）检出的化学性、放射性和生物学因子。该能力支持常规监测，包括事件前、事件后和暴露后监测。

功能和相关绩效指标：该能力由具有如下功能的能力所构成。CDC 确定的相关绩效指标也列于下文。

功能 1：实验室检测管理

    指标 1：哨点临床实验室确认收到由 CDC 公共卫生应急防范（PHEP）基金资助的实验室应对网络生物（LRN‑B）实验室发出的应急信息的时间。

    指标 2：实验室人员最早报告在 CDC PHEP 资助的实验室上班的时间。

功能 2：实施标本管理

    指标 1：CDC PHEP 资助的 LRN-B 实验室收到的来自哨点临床实验室的、用作确诊或排除试验的、保证无任何质量问题的实验室应对网络（LRN）临床标本的百分比。

    指标 2：CDC PHEP 资助的 LRN-B 实验室收到的来自首批应对者的、用作确诊或排除试验的、确保无任何质量问题的 LRN 非临床标本的百分比。

    指标 3：CDC PHEP 资助的实验室应对网络化学（LRN-C）实验室采集相关标本作临床化学分析，以及包装和运送这些标本的能力。

功能 3：应对常规和突发事件的检测及分析能力

    指标 1：获得 CDC PHEP 资助的实验室批准的能成功开展 LRN-C 试验（核心方法）的比例。

    指标 2：获得 CDC PHEP 资助的实验室批准的能成功开展 LRN-C 试验（其他方法）的比例。

    指标 3：获得 CDC PHEP 资助的实验室批准的能成功开展 LRN-B 试验的比例。

功能 4：支持公共卫生调查

    指标 1：完成 CDC、待命的实验室人员和待命的流行病学家之间联络的时间。

    指标 2：完成 CDC、待命的流行病学家和待命的实验室人员之间联络的时间。

功能 5：报告结果

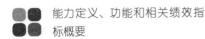

指标 1：脉冲场凝胶电泳（PFGE）实验室收到分离物后 4 个工作日内，将大肠埃希菌 O157：H7 的 PFGE 亚型分型结果资料发送到 PulseNet 国家数据库的百分比。

指标 2：PFGE 实验室收到分离物后 4 个工作日内，将单核细胞增多性李斯特杆菌的 PFGE 亚型分型结果资料发送到 PulseNet 国家数据库的百分比。

指标 3：从 PFGE 实验室收到分离物到沙门菌的 PFGE 亚型分型结果资料发送到 PulseNet 国家数据库的时间。

指标 4：CDC PHEP 资助的实验室将主要的实验室结果通知公共卫生伙伴的时间。

能力 13：公共卫生监测和流行病学调查

定义：公共卫生监测和流行病学调查是指建立、维持、支持和加强常规监测与侦查系统及流行病学调查过程，并扩展这些系统和过程，以应对突发公共卫生事件的能力。

功能和相关绩效指标：该能力由具有如下功能的能力所构成。CDC 确定的相关绩效指标也列于下文。

功能 1：开展公共卫生监测和侦查
　指标 1：在法定时间范围内公共卫生机构收到的应报告疾病的报告比例
功能 2：进行公共卫生和流行病学调查
　指标 1：感染性疾病暴发调查后撰写报告的百分比
　指标 2：感染性疾病暴发调查报告中含所有最低要素的报告的百分比
　指标 3：急性环境暴露调查后撰写报告的百分比
　指标 4：急性环境暴露调查报告中含所有最低要素的报告的百分比
功能 3：推荐、监测和分析控制措施
　指标 1：对应报告疾病在合适的时间范围内已采取初步的公共卫生控制措施的报告的比例。
功能 4：改善公共卫生监测和流行病学调查系统

能力 14：应对者安全和健康

定义：应对者安全和健康能力是指能保护公共卫生机构人员应对事件的能力，以及必要时满足医院和医疗机构人员的卫生和安全需求的能力。

功能和相关绩效指标：该能力由具有如下功能的能力所构成。目前，这些功能尚无 CDC 确定的绩效指标。

功能 1：确定应对者安全和健康的风险
功能 2：确定安全和人员防护的需求
功能 3：协调伙伴组织以便进行针对某种危险的安全和健康培训
功能 4：监测应对者的安全和健康行动

能力 15：志愿者管理

定义：志愿者管理是指协调志愿者的确定、招募、登记、资格审查、培训和管理工作，以支持辖区公共卫生机构对突发公共卫生事件的应对。

功能和相关绩效指标： 该能力由具有如下功能的能力所构成。目前，这些功能尚无 CDC 确定的绩效指标。

功能 1：协调志愿者
功能 2：通知志愿者
功能 3：组织、集中和分配志愿者
功能 4：解散志愿者

（周祖木　译）

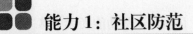

能力1：社区防范

社区防范是社区短期和长期对公共卫生事件进行防范、抵御和从中恢复的能力[1]。在社区防范中，通过参与和协调应急管理、卫生保健机构（私立和基于社区）、精神/行为卫生保健人员、社区和宗教团体，州、地方和领地的公共卫生责任如下：

- 支持公共卫生、医疗、精神/行为卫生系统的发展，强化恢复能力
- 参与社区和宗教团体有关如何预防、应对公共卫生事件和从中恢复的宣传教育培训
- 提高对医疗、精神/行为卫生资源[2]的认识水平和获得能力，帮助保护社区卫生，满足高危人员的功能性需求（如交流、治疗、独立性、监护、运送）
- 让公立和私立组织参与防范活动，满足高危人员的功能性需求，并说明社区的文化、社会经济、人口学构成
- 确定可能有不良卫生后果的高危人群
- 收集和/或整合因当地或遥远社区发生事故而流动的人群之卫生需求（如临时的核设备或飓风）

该能力由实施如下功能的能力所构成：

功能1：确定对辖区卫生的风险
功能2：构建社区伙伴关系，支持卫生防范
功能3：与社区组织紧密配合，促进公共卫生、医疗、精神/行为卫生社会网络建设
功能4：协调培训和指导，确保社区参与防范工作

功能1：确定对辖区卫生的风险

确定社区中与辖区公共卫生、医疗、精神/行为卫生系统相关的潜在危害、脆弱性和风险，这些风险与人类影响[3]及其与公共卫生、医疗、精神/行为卫生服务中断的关系，以及它们对辖区公共卫生、医疗、精神/行为卫生基础设施的影响。

任务

该功能由具有下列任务的能力所构成：

任务1：利用辖区的风险评估，与应急管理和社区及宗教伙伴组织一起确定为减缓灾害造成的健康风险所需的辖区内公共卫生、医疗、精神/行为卫生服务。

任务2：利用辖区的风险评估，与应急管理和社区及宗教伙伴组织一起确定目前可减缓灾害健康风险的辖区内公共卫生、医疗、精神/行为卫生服务。

绩效指标

目前，该功能尚无CDC确定的绩效指标。

资源要素

注意：辖区必须拥有或可获得被确定为优先等级的资源要素。

计划1（优先）：书面计划应包括确定针对下列人群的政策和程序：

  —健康脆弱性，如健康状况差
  —获取邻近卫生资源受限制者（如失能者、老年人、孕妇和婴儿、患其他急性疾病的个体、患慢性病个体、保险额低者、无健康保险者）
  —听力、语言能力、理解力和记忆力下降
  —独立活动和步行能力差，或在突发事件期间对方向的快速辨别能力下降
  —由化学、生物或放射暴露所致或加重的健康脆弱人群

这些程序和计划应通过下列要素来确定这些人群：

  —审核和获得现有的卫生部门数据集
  —现有的慢性病规划/母婴保健规划、社区概况
  —利用辖区策略咨询委员会的工作
  —社区联盟有助于确定社区的风险[4-5]

计划2（优先）：书面计划应包括辖区风险评估，这种评估可利用全风险方法输入信息并应借助下列因素：

  —公共卫生和非公共卫生方面的专家［如应急管理、州辐射控制规划/放射方面的专家（http：//www.crcpd.org/Map/RCPmap.htm）］
  —输入现有的应急管理风险评估数据、卫生部门规划、社区活动和其他可利用的资源，来确定辖区的危害和健康脆弱性并对其排序

这种辖区风险评估应确定下列要素：

  —与公共卫生、医疗、精神/行为卫生系统相关的社区的潜在危害、脆弱性和风险
  —这些风险对人类的影响及其与公共卫生、医疗、精神/行为卫生服务干预的关系
  —这些风险对公共卫生、医疗、精神/行为卫生基础设施的影响[6]

辖区风险评估至少应包括下列要素：

  —风险的定义
  —使用地理空间信息系统或其他方法来标出高危人群的地点
  —社区参与确定风险评估或危害减缓地区的证据
  —评估潜在的损失或基本服务（如清洁水、环境卫生）的中断情况，或卫生保健服务和公共卫生机构基础设施的破坏程度

建议的资源

  —Hazard Risk Assessment Instrument，University of California，Los Angeles，Center for Public Health and Disaster：http：//www.cphd.ucla.edu/hrai.html

计划3：根据辖区伙伴的信息制定书面计划[7-8]，该计划可以单独作为一个计划或以附件的形式存在，或通过其他文件体现，提示卫生部门应如何借助下列要素：

  —确保发生事件时能获得社区的公共卫生、医疗、精神/行为卫生服务，特别需关注针对低收入地区和人群以及流动人群的卫生服务[9-10]
  —强调特殊事件并不直接影响人群的关注和需求，但应考虑到不良健康事件的作用
  —对受事件影响的家庭成员要提供家庭团聚的帮助，并寻找患者

续

—与社会机构和其他领导机构一起，确定不良健康后果高危个体（如需要医疗帮助、救治运送或需要获得次专科医疗技术和医疗服务的失能人员、低收入人群）的功能性需求

—儿童保健

—宠物服务和宠物照护

—心理救助和其他相关的精神/行为卫生服务[11]

建议的资源

—CDC Radiation Emergencies website：http：//emergency.cdc.gov/radiation/

—Planning Guidance for Responding to a Nuclear Detonation，Second Edition，June 2010：http：//hps.org/hsc/documents/Planning_Guidance_for_Response_to_a_Nuclear_Detonation-2nd_Edition_FINAL.pdf

—Listening Session on At-Risk Individuals in Pandemic Influenza and Other Scenarios：After Action Report，U.S. Health and Human Services，Assistant Secretary for Preparedness and Response Office for At-Risk Individuals，Behavioral Health，and Human Services Coordination：http：//www.phe.gov/Preparedness/planning/abc/Documents/abc_listening_session.pdf

—Preparedness Tools and Resources for Disabled Populations：http：//www.disability.gov/emergency_preparedness

计划4：书面计划应包括与辖区内或必要时与周边地区的社区卫生中心、非营利性社区机构、医院和私立保健人员签署谅解备忘录或其他协议书，使其在发生事件期间和过后愿意或能够提供医疗和精神/行为卫生服务[12-13]。

技能和培训 1：拥有或需获得地理空间信息系统方面专家的服务，以帮助确定/标出高危人群的所在位置。在其他政府机构（如应急管理机构）或学术机构（如公共卫生学院）有这些地理空间信息系统服务。

功能 2：构建社区伙伴关系，支持卫生防范

确定并与公共和私立社区建立伙伴联系，以便做好下列工作：

• 帮助减缓已确定的健康风险

• 在州和地方层面根据应急支持功能第 8 款的释义，将辖区的全危害应急计划与所确定的与提供公共卫生、医疗、精神/行为卫生服务相关的社区作用和责任相结合。

18 公共卫生防范能力：
美国州和地方计划标准

能力 1：社区防范

任务

该功能由具有下列任务的能力所构成：

任务1：根据辖区风险评估，确定承诺合作的社区部门团体

任务2：建立和实施与社区伙伴合作的策略，从而为减缓已确定的公共卫生威胁或事故提供服务（"策略咨询委员会"或共同合作的概念）

任务3：利用社区和宗教团体，并与主要负责直接提供卫生相关服务的任何机构进行合作，以帮助确保社区在事故期间或事故后短期和长期提供公共卫生、医疗、精神/行为卫生服务的能力

任务4：利用连续的质量改善过程，将社区和宗教团体反馈的信息与辖区的应急活动计划结合起来

任务5：确定社区领导人，并将其作为受委托的发言人发布公共卫生信息

绩效指标

目前，该功能尚无 CDC 确定的绩效指标。

资源要素

注意：辖区须有或需获得优先等级的资源要素。

计划1（优先）：书面计划应包括参与现有的（如应急管理主导的）或新的合作关系的政策和过程，至少包括下列11个社区部门[14]：商业、社区领导、文化和宗教团体或组织、应急管理、卫生保健、社会服务、居住和避难所、媒体、精神/行为卫生、州老年人办公室、教育和儿童保健场所[15-16]。

计划2（优先）：书面计划应包括鼓励或促进来自社区或宗教组织和专业机构的医务人员（如医生、护士、相关卫生专业人员）来登记参加社区医疗后备队或州应急系统的卫生专业人员志愿者预先登记项目的草案，以便在事故期间或事故后支持卫生服务[17-19]（详见能力15：志愿者管理）。

计划3：书面计划应包括记录社区和宗教团体在每个健康威胁阶段中的作用和责任。

计划4：书面计划应包括为社区伙伴提供相关途径（市政会议、网址）来讨论公共卫生危害政策和行动计划的过程[20]。

计划5：书面计划应包括在发生多种危害期间支持提供社区卫生服务的策略，以应对已确定的辖区风险[21]。

计划6：书面计划应包括为社区和宗教团体提供指导的过程，以进一步完善针对这些人群的应急操作计划或应对程序。

技能和培训 1：中级公共卫生人员参与社区防范活动，并应在公共卫生防范和应对核心能力模型中的核心能力区显示"制定计划和改善实践（Plan For and Improve Practice）"。

建议的资源

—Association of Schools of Public Health Preparedness Competencies：http：//www.asph.org/userfiles/PreparednessCompetencyModelWorkforce-Version1.0.pdf For further information on competency content and locations offering this training，see：http：//emergency.cdc.gov/cdcpreparedness/training/

功能 3：与社区组织紧密配合，促进公共卫生、医疗、精神/行为卫生社会网络建设

与社区组织紧密配合，加强社会联系[22]，确保在事件发生前、发生期间和发生后社区的公共卫生、医疗、精神/行为卫生社会服务。

任务

该功能由具有下列任务的能力所构成：

任务 1：确保社区居民组织了解如何与公共卫生联系，来参加公共卫生和社区伙伴防范工作。

任务 2：确保为社区提供基本卫生服务的公共卫生、医疗、精神/行为卫生社会服务机构与辖区公共卫生防范计划和工作相结合[23]。

任务 3：创建辖区网络（如当地商业、社区和宗教组织、民族广播/媒体，如果辖区需要，也可建立社交网站），以便在事件发生前、发生期间和发生后发布公共卫生、医疗、精神/行为卫生信息（详见能力 4：应急公共信息和预警）。

注意：任务 1 到任务 3 适用于各级辖区。州可通过其当地社区确保达到标准。

绩效指标

目前，该功能尚无 CDC 确定的绩效指标。

资源要素

计划1：书面计划应包括社区参与制定解决问题策略会议之过程，以确定短期或长期的卫生相关物品和其他服务如何重新定位，以支持社区和社会在公共卫生、医疗、精神/行为卫生服务方面持续得到恢复[24]。

计划2：书面计划应包括一个方案，来确定应对已明确的灾害风险所需的卫生服务，并确保这些服务在文化上和社会上能被接受[25]。

功能 4：协调培训和指导，确保社区参与防范工作

协调应急管理、社区组织、商业和其他伙伴组织，针对辖区风险评估中确定的特殊风险向社区伙伴提供公共卫生防范和应急训练或指导。

任务

该功能由具有下列任务的能力所构成：

任务 1： 将有关恢复力的信息，尤其是在事件发生期间和事件发生后需由社区支持提供的公共卫生、医疗、精神/行为卫生服务方面的需求信息，与现有的与危机和灾害防范和应对相关的培训和教育项目结合起来。

任务 2： 促进对社区伙伴的培训，对公共卫生、医疗、精神/行为卫生服务部门（如教育、儿童保健、青少年司法、儿童福利和集体儿童保健机构）起到支持作用。

任务 3： 对社区伙伴，尤其是对有高危人群功能性需求的组织提供指导，帮助在其辖区人群中开展培训，提出辖区确定的风险防范和恢复计划，以及获得与事件相关的卫生服务计划。

注意：任务 1 到任务 3 可用于各级辖区。州可以通过其当地社区确保达到标准。

绩效指标

目前，该功能尚无 CDC 确定的绩效指标。

资源要素

注意：辖区须拥有或能获得优先等级的资源要素。

计划1（优先）： 书面计划应包括在全危害情况下，公共卫生机构通过辖区实施儿童医疗和精神/行为卫生保健方法的文件，包括但不限于下列要素：

—提供家庭团聚的方法

—对死亡、患病、受伤、失踪、检疫隔离或其他长期失能的看护者的儿童给予关怀

—提高家长和看护者的应急处理技能

—应积极支持针对事故受累儿童的精神/行为卫生辅导

—提供了解事故的机会[26]

建议的资源

—Kids Dealing with Disasters：http：//www. oumedicine. com/body. cfm? id＝3745

—National Commission on Children and Disasters：2010 Report to the President and Congress：http：//www. ahrq. gov/prep/nccdreport/nccdreport. pdf

—Post-Katrina Emergency Management Reform Act of 2006：
http：//frwebgate. access. gpo. gov/cgi-bin/getdoc. cgi? dbname＝109_cong_bills& docid＝f：s3721is. txt. pdf

计划2（优先）： 书面计划应包括构建和维持志愿者的程序和方法，为居民常年参与当地紧急应对和社区安全工作（如医务后备队）提供机会（详见能力 15：志愿者管理）。

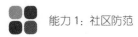

技能和培训 1： 确定、建议和制定标准化和合格的灾害教育和培训计划［如美国灾害生命支持规划、美国儿童灾害和医学课程学会、全国和州级救灾行动志愿组织（National and State Voluntary Organizations Active in Disaster）计划文件］，供紧急事件应对者、公民志愿者和其他社区居民使用。

技能和培训 2： 拥有或能获得至少一支医务后备队，协调现有的社区应急机动队/民兵（详见能力 15：志愿者管理）。

（周祖木　译）

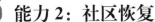
> 社区恢复是协调社区伙伴（卫生保健组织、商业、教育和应急管理），计划和倡议重建公共卫生、医疗、精神/行为卫生系统，使其功能水平至少达到事故前水平，并尽可能超过事故前水平。
>
> 该能力支持国家卫生安全策略目标8：将事故后卫生恢复与计划和应对结合起来。辖区内公共卫生、医疗、精神/行为卫生服务和系统的事故后恢复对卫生安全至关重要，并需在恢复公共卫生、医疗、人类服务机构的服务、保健人员、机构和设施方面得到公共卫生机构的合作和促进。监测公共卫生、医疗和精神/行为卫生基础设施是基本的公共卫生服务[27-30]。

该能力包括具有以下功能的能力：

功能1：确定和监测公共卫生、医疗、精神/行为卫生系统的恢复需求

功能2：协调社区公共卫生、医疗、精神/行为卫生系统恢复运行

功能3：实施纠偏行动，减少今后事件造成的损害

功能1：确定和监测公共卫生、医疗、精神/行为卫生系统的恢复需求

与辖区政府、社区和宗教团体合作，评估突发事件对公共卫生系统的影响[31]，以确定或优先考虑公共卫生、医疗、精神/行为卫生系统恢复的需求。

该功能体现了国家卫生安全策略结果8的意图，需辖区内大力合作，从而确定突发事件后需要重建或用于指导突发事件后重建活动的公共卫生、医疗、精神/行为卫生财产、设施和其他资源。

此功能由具有以下任务的能力所构成：

任务1：与辖区伙伴合作，确定提供短期和长期卫生服务的优先领域和目标。

任务2：确定在突发事件发生前确认的公共卫生机构、社区、宗教团体所提供的服务和在事件应对期间产生的新合作伙伴所提供的服务（参见能力1：社区防范；能力7：群体性事件处置；能力10：医疗需求激增事件）。

任务3：启动以前与相邻近辖区共同创建的旨在提供已指定服务的计划，因为辖区在事件发生期间和发生后没有能力提供这些服务。

任务4：与卫生保健组织（卫生保健机构、公立和私立社区卫生保健人员）合作，并根据恢复程序，确定社区卫生服务的优先领域和目标，这也是公共卫生的责任（详见能力10：医疗需求激增事件）。

绩效指标

目前，该功能尚无CDC确定的绩效指标。

资源要素

注意：辖区必须拥有或者能获得优先等级的资源要素。

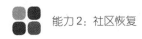

计划1（优先）：书面计划应包括与社区组织、应急管理和卫生保健组织协作，以确定应对辖区危害所需的恢复公共卫生、医疗、精神/行为卫生系统之程序。

建议的资源：

—National Disaster Recovery Framework（draft February 2010）：
http：//disasterrecoveryworkinggroup. gov/ndrf. pdf

计划2（优先）：书面计划应包括卫生机构和其他伙伴机构如何开展社区评估，以及在事件发生后如何随访监督公共卫生、医疗、精神/行为卫生系统的需求。

建议的资源（环境事件）：

—Community Assessment for Public Health Emergency Response Toolkit
http：//www. emergency. cdc. gov/disasters/surveillance/pdf/CASPER ＿ toolkit ＿ 508％20COMPLIANT. pdf

建议的资源（放射事件）：

—State Radiation Control Programs：http：//www. crcpd. org/Map/RCPmap. htm
（详见能力1：社区防范）

计划3（优先）：书面计划应包括以下要素（可作为独立的公共卫生持续运行计划或作为其他计划的一部分）：

—定义和确认维持机构任务和运行所需的基本服务项目
—维持基本服务的计划，不管事件是何性质（如针对全危害计划）
—不断加剧的劳动力减少
—获取设施受限（社会隔离、人员配置和安全方面的考虑）
—必要时，实施广泛的社会隔离政策
—维持基本服务和功能所需的职位、技能和人员（人力资本管理）
—确定支持基本功能的和/或发生突发事件时必须保存的重要记录（法律文书、工资花名册、人员分配记录）
—轮换工作场所
—移交一些不间断的服务以减少操作
—对某些不间断服务的重建[32-34]

计划4：书面计划应包括事先确定的说明或信息模板，提出突发事件发生时可能遇到的问题和疑虑。公共卫生发言人可与社区媒体和社区组织共用信息地图（详见能力1：社区防范；能力 4：应急公共信息和预警）。

计划5：书面计划应包括及时修复和重建公共卫生服务（废水处理和饮水供应）的恢复策略。

计划6：书面计划应包括在最初生命维护的基础上提供公共卫生、医疗、精神/行为卫生保健的指导方法，包括确保可以获得短期和长期项目以及服务（在事件前和事件后），以满足应对者和普通大众在减轻压力、悲伤、害怕、恐惧和焦虑方面的需求，并提出其他医疗、精神和行为卫生问题（详见能力1：社区防范；能力 14：应对者安全和健康）。

计划7：书面计划应包括确认地方立法机构允许非辖区临床医生在突发事件状态下工作的协议。

— 建议的模板"公共卫生互助协议的建议条文清单"以及"执照和许可"条款可从 http：//www2a.cdc.gov/phlp/mutualaid/mutualpermits.asp 查到。

计划8：书面计划应包括为恢复工作提供支持的机构名单（如商业单位、非政府组织、社区和宗教团体、教育、社会服务）。

— 可能的机构示例，见：构建儿童和家庭社区恢复力，俄克拉荷马州大学卫生科学中心的恐怖和灾害研究中心[35]

计划和附件也应包括促进或帮助这些组织制定其自身持续运行计划的程序，使之在全危害恢复状况下详细实施这些功能。建议的内容包括如下要素：

— 哪些社区相关机构对维持公共卫生运行和功能来说是必需的
— 它们可提供哪些卫生支持（如避难所、日托中心、精神指导、食品、医疗支持、运输）

计划过程应包括记录事件发生前举行的定期会议，来自不同社区部门的代表参加会议并开展以下工作：

— 建立和维持个人之间的联系
— 共享从其他类似事件中恢复的实践和方法
— 了解辖区内相关的应对、恢复流程和政策
— 咨询问题和交流信息
（详见能力1：社区防范）

功能2：协调社区公共卫生、医疗、精神/行为卫生系统恢复运行

增加社区与宗教团体（如商业组织和非政府组织）之间的交流，建立支持性服务网络，将事件的公共卫生负面影响降到最低。

该功能体现了国家卫生安全策略目标8的结果建议，即辖区应有突发事件发生后公共卫生、医疗、精神/行为卫生服务与负责社区恢复的组织协调的综合性计划。

任务

此功能由具有以下任务的能力所构成：

任务1：与辖区负责领导恢复的行政机构（如应急管理和社会服务机构）合作，确保辖区能为身体损伤、精神/行为损伤、疾病，以及事件导致的持续暴露的恢复提供所需的卫生服务，特别关注高危人群（如从常住地迁出的人群）的功能性需求（详见能力3：应急管理协调）。

任务2：与辖区政府和社区伙伴合作，告知社区人群在社区里可获得精神/行为、心理急救和医疗服务，要特别关注这些服务如何影响高危人群（包括儿童、老年人、看护者、残疾人、经济来源有限的个体）的功能性需求[36]（详见能力4：应急公共信息

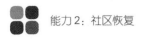

和预警）。

任务3： 通过社区合作伙伴，将卫生机构有关恢复受影响的公共卫生、医疗、精神/行为卫生服务的计划通知社区人群（详见能力4：应急公共信息和预警）。

任务4： 在突发事件急性期或之后，要求社区通过社区伙伴在恢复卫生服务方面增加投入（详见能力4：应急公共信息及预警；能力8：医学防控用品分发）。

任务5： 与来自辖区内外的公共卫生、医疗、精神/行为卫生专家和其他社会工作网络（如宗教团体、志愿者组织、支持性团体和专业机构）合作，对居民宣传针对突发事件的推荐的公共卫生干预措施（详见能力4：应急公共信息和预警；能力6：信息共享；能力11：非药物干预）。

任务6： 与辖区政府和社区伙伴合作，告知社区针对任何灾害或社区病例的管理服务的可获得性，为突发事件受累社区人员提供帮助（详见能力4：应急公共信息和预警）。

绩效指标

目前，该功能尚无 CDC 确定的绩效指标。

资源要素

> **技能和培训1：** 将精神/行为卫生培训与医务后备队和志愿者（如应急系统预先登记的志愿者卫生专业人员）培训项目（如悲伤安慰服务）相结合（详见能力15：志愿者管理）。

功能3：实施纠偏行动，减少今后事件造成的损害

结合对本次突发事件的观察，提出使公共卫生、医疗、精神/行为卫生系统功能至少恢复到突发事件前水平或必要时超过事件前水平的行动。在行动后报告和改进计划中记录这些条款，并实施这些在公共卫生范围内的纠偏行动。

这个功能体现了国家卫生安全策略结果8中建议的目的，即辖区应有一个对恢复工作进行监督和评估的计划。

任务

此功能由具有以下任务的能力所构成：

任务1： 与辖区政府和社区伙伴合作，开展突发事件后评估并制定计划，将其作为行动后报告过程的一部分，从而使那些在辖区公共卫生范围内和控制之中的纠偏行动对短期和长期的恢复产生影响，包括减少将来发生的突发事件造成的损失。

任务2： 与机构领导人合作[37]，以便收集社区的反馈信息，以决定纠偏行动。

任务3： 对公共卫生范围内或控制之中的项目实施纠偏行动以影响长期和短期恢复，包括减少今后发生的突发事件所造成的损失。

任务4： 应提倡政府与社区伙伴间的合作并为之提供方便，以便这些机构在执行纠偏行动以保护公共健康的角色中担当各自的任务。

绩效指标

目前，该功能尚无 CDC 确定的绩效指标。

资源要素

计划1：书面计划应包括与辖区的商业、教育、社会服务机构一起，共同支持获得公共卫生、医疗、精神/行为卫生服务的恢复过程。

计划2：书面计划应包括公共卫生机构如何从下列机构获得反馈意见和建议，内容至少应包括改进社区的卫生服务：
—教育、医疗、公共卫生、精神/行为卫生和环境卫生

（吕华坤　译）

能力 3：应急管理协调

应急管理协调是通过建立标准化的可测量的监管、组织和督导系统，使之符合辖区标准和操作规程，并符合国家事故管理系统，以指导和支持处理与公共卫生或医疗相关的事件或事故的能力[38-40]。

此能力由具有如下功能的能力所构成：

功能 1：进行初步评估来确定公共活动的需求
功能 2：启动公共卫生应急管理
功能 3：制定事故应急策略
功能 4：管理和维持公共卫生应对
功能 5：解散[41]和评价公共卫生应急过程

功能 1：进行初步评估来确定公共活动的需求

确定突发事件对公共卫生的影响，并召集相关专家，提出关于事件指挥管理的需求和级别方面的建议。

任务

该功能由具有下列任务的能力所构成：

任务 1：当事件发生时及在事件发生期间之必要时，与辖区官员（如其他机构代表，选举或任命的领导以及流行病学、实验室、监测、医疗、化学、生物学和放射学等方面的专家）合作，分析数据，评估紧急程度，并根据突发事件的复杂性决定行动级别。行动级别应与辖区标准和操作规程（如辖区应急管理计划和适用的附录）相一致（详见能力 13：公共卫生监测和流行病学调查）。

任务 2：当事件发生时及在事件发生期间之必要时，决定公共卫生部门是否起主导作用、支持作用或者不起作用。这些作用的定义如下：
—主导作用：公共卫生部门主要负责确定突发事件控制目标，制定应对策略并将任务分配给其他支持部门（如脑膜炎、麻疹、季节性流感等暴发时）
—支持作用：公共卫生部门可能接受其他主导部门分配的任务（如发生石油泄漏、地震、野火、龙卷风时）
—不起作用：不需要公共卫生部门参与

任务 3：根据联邦应急管理局（FEMA）的事件类型[42]，为公共卫生事件或突发事件确定事件指挥和应急管理框架。FEMA 事件类型对培训和资格认证需求可能有一定影响，也可能有助于在紧急应对时使用标准用语确定所需资源的水平以及指导如何申请更多的资源[43-44]。

绩效指标

目前，该功能尚无 CDC 确定的绩效指标。

资源要素

注意：辖区必须拥有或者能够获得优先等级的资源要素。

计 划

计划1：书面计划应包括根据辖区风险评估确定的项目，表明公共卫生部门应参与的潜在突发事件。制定这些计划还应包括相关专家（如流行病学、实验室、监测、医疗、化学、生物学和放射学方面的专家以及应急管理领导人）来协助确定公共卫生部门在突发事件中的参与事项，这些事项有别于其在辖区风险评估中参与的事项[45-46]（详见能力1：社区防范）。

计划2：书面计划应包括根据信息而采取行动的程序和草案，这些信息的内容提示可能发生突发公共卫生事件并需要机构层面的应对。

技 能 和 培 训

技能和培训1：至少需要一名代表（既可以是突发事件的管理指挥人员，也可以是能帮助协调公共卫生部门应对突发事件的人员）接受CDC规定的应对人员4级水平的培训，这包括完成下列国家突发事件管理系统课程：

—突发事件指挥系统介绍（IS-100.b）
—单资源和初步行动事件的突发事件指挥系统（IS-200.b）
—中级突发事件指挥系统（ICS-300）
—高级突发事件指挥系统（ICS-400）
—国家突发事件管理系统介绍（IS-700a）
—国家应对框架介绍（IS-800.b）

设备和技术

设备和技术1：拥有或能够获得通信设备，包括主要和后备系统，可以包括（但不限于）下列任何一项：电话、传真、专用电话线、有充电器的手机、广播（便携式无线电话机）、电视、高频广播、互联网和卫星通信。

功能2：启动公共卫生应急管理

在防范或应对具有公共卫生意义之突发事件时，依照国家突发事件管理系统以及辖区标准与实施规程投入资源（如人员、技术、物理空间和实物资产）来应对事件。

任务

该功能由具有下列任务的能力所构成：

任务1：在突发事件发生前，确定与公共卫生相关的事件指挥和应急管理功能。

任务2：在突发事件发生前，确定应对事件所需的能执行事件指挥和应急管理任务的有技能的人员库。这些人员应包括公共卫生专家、突发事件指挥者、部门领导、指挥人员和辅助岗位人员（如信息技术专家）。

任务3：在突发事件发生前，确定在管理的不同阶段都有所需的事件指挥人员和应急管理人员，确保全程都有持续的人员供给。

任务4：在突发事件发生前，确定主要和替补的实体位置或者一种虚拟结构[47]（公共卫生部门拥有，或通过谅解备忘录或其他书面协议获得）作为公共卫生应急管理中心。

任务5：在紧急事件发生时，通知指定的公共卫生应对指挥人员。

任务 6：在准备应对或在紧急事件发生时，在合适的应急管理中心（如公共卫生应急管理中心或辖区应急管理中心）召集指定的人员。

绩效指标

该功能的美国 CDC 确定的绩效指标如下：

指标 1：预先确定的工作人员向负责启动公共卫生机构事故处理的领导人（或相似的领导角色）报到的时间。绩效指标：60 分钟或以下。

 —开始时间：被指定的官员开始通知参与人员向启动事件管理领导人报到的日期和时间

 —结束时间：最后一位工作人员接到通知后向启动事件管理领导人报到的日期和时间

资源要素

注意：辖区必须拥有或者能够获得优先等级的资源要素。

计划1（优先）：书面计划应该包括标准操作程序，为公共卫生应急管理中心或另一个应急管理中心内的公共卫生部门的管理、运行和人员配置提供指导。在标准操作程序中应考虑包含下列内容：

 —启动程序和级别，包括授权谁启动计划和在什么情况下启动计划

 —通知程序；召回和/或召集所需的突发事件指挥/管理人员以及确保设备的可获得性和集合人员待命的程序

建议的资源

 —Federal Emergency Management Agency Incident Command System Forms：
 http：//training. fema. gov/EMIWeb/IS/ICSResource/ICSResCntr_Forms. htm

计划2：书面计划应包括突发事件指挥岗位和其他有公共卫生应急管理职责岗位的工作行动表或相应的文件。

 —有关制定工作行动表的指导，可以参考国家县市卫生官员协会提供的工具：
 http：//www. naccho. org/toolbox/tool. cfm？ id＝5

计划3：书面计划应包括事件发生前挑选的能充当突发事件管理人员的名单，这些人员能够应对事件，包括公共卫生应对和跨机构应对。卫生部门必要时必须准备给机构内部、地方、州等不同级别的应急管理中心提供人员。

计划4：书面计划应包括一份名单，来确保人员和设备到达事件发生地时能够在不同的场所登记进入和离开。

 —推荐使用突发事件指挥系统表格 211-"登记进入名单"或类似文件

计划5：书面计划应包括州、部落、领地、地方层面的公共卫生机构和应对伙伴机构之间的互助或者其他书面协议，协助跨辖区的与应急支持功能♯8 相关的活动。这些协议有助于在突发事件期间获得所需的资源、设备、服务和共享其他潜在的支持：

 —协调跨机构调查和应对管理的程序

 —请求和提供帮助的程序

 —支付、赔偿和费用分配的程序、授权和规定

 —启动谅解备忘录和/或协议备忘录的通知程序

规
划

—与周边辖区的互助协议

—工作人员赔偿

—责任和豁免的处理

—资质认证和证书

—必要时签订共享协议

技能和培训

技能和培训1（优先）： 在被召唤参与处理紧急事件时，应对事件的相关人员应能够胜任事件指挥职责并承担应急事件管理责任。具有能力的前提条件是根据规定、水平和/或辖区要求，人员应获得适用的国家突发事件管理系统（NIMS）证书。关于 NIMS 的详细信息可查看 http：//www.fema.gov/emergency/nims/。

根据 CDC 指南确定 NIMS 培训需求的推荐方法如下：

1级：针对在公共卫生紧急事件发生期间不在应急管理中心/多机构协调系统中工作的人员，或不会作为应对者被派往现场的人员。适用的培训课程如下：

　—国家突发事件管理系统介绍（IS-700a）

　—国家应对框架介绍（IS-800.b）

2级：针对在公共卫生紧急事件应对管理期间将会被派往应急管理中心担任某一功能职位的人员。适用的培训课程如下：

　—突发事件指挥系统介绍（IS-100.b）

　—单资源和初步行动事件的突发事件指挥系统（IS-200.b）

　—国家突发事件管理系统介绍（IS-700a）

　—国家应对框架介绍（IS-800.b）

3级：针对在公共卫生紧急事件发生期间有可能被派往现场参与应对的人员，包括已经被派往现场的人员。适用的培训课程如下：

　—突发事件指挥系统介绍（IS-100.b）

　—单资源和初步行动事件的突发事件指挥系统（IS-200.b）

　—中级突发事件指挥系统（ICS-300）

　—国家突发事件管理系统介绍（IS-700a）

　—国家应对框架介绍（IS-800.b）

4级：针对在公共卫生紧急事件发生期间被动员担任突发事件管理系统领导职位和联络职位的人员，以及已经被派到现场担任领导职位的人员。适用的培训课程如下：

　—突发事件指挥系统介绍（IS-100.b）

　—单资源和初步行动事件的突发事件指挥系统（IS-200.b）

　—中级突发事件指挥系统（ICS-300）

　—高级突发事件指挥系统（ICS-400）

　—国家突发事件管理系统介绍（IS-700a）

　—国家应对框架介绍（IS-800.b）

设备和技术1：当出现系统故障或停电时，公共卫生应急管理中心应拥有或能够获得备用设备（如发电机）。

设备和技术2：拥有或能够获得用于应急管理中心内外信息传递的通信设备［如电话、传真、专用电话线、有充电器的手机、无线电广播设备（便携式无线电话机）、电视、高频广播、互联网和卫星通信］（详见能力6：信息共享）。

设备和技术3：拥有或能够获得足够的信息技术设备［如投影仪、电脑、电视电话会议系统、网络应急管理系统（WebEOC）或其他资源跟踪系统］用于应对突发事件。

功能3：制定事故应急策略

根据美国突发事件管理系统规定[48]，在一段或多段应对时期内，制定或者提供由事件指挥员或统一指挥部批准的书面事件行动计划。这些计划根据事件具体情况制定，内容包括对1类、2类和3类突发事件管理的应对策略。

任务

该功能由具有下列任务的能力所构成：

任务1：在第二段应对时期开始之前，制定或者参与事件指挥员或统一指挥部批准的事件行动计划[49]。

任务2：给公共卫生应对人员发放事件行动计划（详见能力6：信息共享）。

任务3：至少在每段新的应对时期开始前修订事件行动计划，并向工作人员汇报。事件行动计划必须包括下列内容：
- 在上一段应对时期内完成了什么工作
- 在下一段应对时期内将要干什么

绩效指标

该功能的CDC确定的绩效指标如下：

指标1：在第二段应对时期开始之前，制定经批准的事件行动计划。

资源要素

注意：辖区必须拥有或者能够获得优先等级的资源要素。

计划1（优先）：书面计划应包括用于制定事件行动计划的模板。根据突发事件的级别，应考虑在事件行动计划中包含下列内容：
- 突发事件控制目标
- 应对时期的目标（在确定的应对时期必须处理的几个方面以及所要达到的目标或控制的目的）
- 应对策略（优选方法和完成任务的普通方法）
- 应对技巧（由实际操作过程中总结出来并能达到目的方法）

——显示主要任务和关系的突发事件指挥系统的机构名单

——指定特殊任务的清单

——关键情况的更新和评估

——资源构成状况更新

——健康和安全计划（预防应对者外伤或生病）

——后勤计划（如为支持应对提供设备和物品的程序）

——应对者医疗计划（为应对者医疗提供指导）

——突发事件地图或患病/受伤人员的分布图（如突发事件场景地图）

——必要时，还需有突发事件的其他计划

推荐使用下列突发事件指挥系统表格或相关文件：表 202-"突发事件控制目标"，表 203-"组织任务清单"，表 204-"部门/小组任务清单"。

技能和培训 1： 突发事件行动计划的参与人员应参加国家突发事件管理系统培训：

——突发事件指挥系统介绍（IS-100. b）

——单资源和初步行动事件的突发事件指挥系统（IS-200. b）

——中级突发事件指挥系统（ICS-300）

——国家突发事件管理系统介绍（IS-700a）

——国家应对框架介绍（IS-800. b）

功能 4：管理和维持公共卫生应对

直接进行公共卫生应急管理来维持应对期间的公共卫生和医疗方面的应对，包括多个应对时段和同时多重应对。

任务

该功能由具有下列任务的能力所构成：

任务 1： 协调公共卫生应对期间公共卫生和医疗应急管理的运行（如电话通话、会议和电话会议）。

任务 2： 在公共卫生应对期间，寻找和说明全部公共卫生资源。

任务 3： 使用从医疗、公共卫生和其他卫生相关机构［如融合中心（fusion centers）］获得的信息以维持对事态的了解（详见能力 6：信息共享）。

任务 4： 公共卫生人员上下班时要做好交接班汇报，说明优先的任务和进展以及安全指导。

绩效指标

目前，该功能尚无 CDC 确定的绩效指标。

资源要素

注意：辖区必须拥有或者能够获得优先等级的资源要素。

计划1（优先）： 书面计划应包括在发生突发公共卫生事件期间以及发生的突发事件使原本可执行功能的主要地区无法执行功能期间，确保预先确定的主要功能能持续运行的程序和协议。这可以是独立的计划或者作为附件，但计划中至少必须包括下列要素：

— 维持机构任务和运行所需的基本服务的定义并加以确认

— 不管突发事件的性质如何，要有维持基本服务的计划（如全危害计划）

— 不断加剧的劳动力减少

— 获取设备受限（如社会隔离、人员配置或安全方面的考虑）

— 必要时，广泛实施社区隔离政策

— 继续提供基本服务和功能所需的职位、技能和人员（人力资本管理）

— 对支持基本功能和/或在突发事件期间必须保存的机构重要记录（如法律文件、工资单和人员任务分配）要加以确认

— 轮换工作场所

— 移交一些不间断的服务以减少操作

— 恢复连续性服务

关于持续性运行计划的书写指导，参见美国联邦应急管理局提供的资料：http://www.fema.gov/government/coop/index.shtm

计划2： 书面计划应包括管理应对的标准操作程序。应考虑包括下列内容：

— 计算在公共卫生应对期间所使用的人员时间、设备和其他物品的程序

— 情况报告程序/模板

— 交班汇报程序/模板

— 人员工作节奏，以支持信息收集，满足关键信息需求

计划3： 书面计划应包括对突发事件作出应对的草案，而不管突发事件的性质如何（如全危害计划）。应在计划中考虑下列内容：

— 公共卫生在应对中的任务

— 必须在何时（如公共卫生事件发生前、发生期间和之后立即）完成这些任务

— 资源（如完成公共卫生任务所需的设备）

技能和培训 1： 参与公共卫生应急管理的公共卫生人员应在事件发生前，接受任何辖区确定的应急管理中心突发事件支持软件［如网络应急管理系统（WebEOC）］的培训。

技能和培训 2： 有可能参与应对的人员应接受有关卫生部门计划和程序（如标准管理程序、持续性管理计划和应急管理计划）的培训，并了解在公共卫生应对期间所承担的任务。人员应接受任何辖区规定的关于持续性管理和应急管理的培训。推荐的额外课程包括下列内容：

— 持续性管理意识（IS-546）

— 持续性管理介绍（IS-547.a）

续

技能和培训 3：参加公共卫生应急事件管理的公共卫生人员应接受国家突发事件管理系统培训，内容包括：

—突发事件指挥系统介绍（IS-100.b）

—单资源和初步行动事件的突发事件指挥系统（IS-200.b）

—国家突发事件管理系统介绍（IS-700a）

—国家应对框架介绍（IS-800.b）

功能5：解散和评价公共卫生应急过程

归还突发事件不再需要的资源，使其恢复到准备前状态。为了确定和实施持续性改进行动，需对在突发事件期间使用的人力、资源、行动、领导能力、协调和通信等进行评估。

任务

该功能由具有下列任务的能力所构成：

任务 1：归还资源，使其恢复到适宜的"操作正常状态"。这可以包括将记录文件归档以及将系统、物品和人员恢复到突发事件前准备状态。

任务 2：进行突发事件公共卫生管理的最后收尾工作，包括与相关部门或辖区行政管理者/官员做好文件移交、事件情况说明和"最后收尾工作"。

任务 3：撰写公共卫生管理的行动后报告来总结改善的部分和有前途的实践。

任务 4：执行分配给公共卫生部门的改进计划项目（如项目工作计划和行动改进的证据）。

任务 5：通过纠偏行动系统跟踪分配给公共卫生部门的改进计划项目的执行进展。

绩效指标

该功能的美国CDC确定的绩效指标如下：

指标1：完成起草行动后报告和改进计划的时间

　　　　—开始时间：演练或公共卫生应急管理完成的日期

　　　　—结束时间：将行动后报告和改进计划草案提交给公共卫生机构供内部审核批准的日期

资源要素

注意：辖区必须拥有或者能够获得优先等级的资源要素。

计划 1（优先）：书面计划应包括公共卫生管理的终止程序。应考虑包括下列内容：

—终止过程的一般信息

—调整设备/资源的责任/协议

—实施解散计划的责任

——般发放的优先次序（即资源类型，如人员或要发放的设备）和发放这些资源的详细步骤和程序

—指南（如地图和电话名单）

推荐使用突发事件指挥系统表格221-"解散流程检查"或相似文件。

计划2： 书面计划应包括行动后报告/改进计划模板，其内容必须至少包括下列要素：

    —摘要

    —事件概述

    —事件总结

    —能力分析

    —结论

    —改进计划，至少包括

        □能力名称

        □观察报告

        □题目

        □建议

        □纠偏行动描述

        □能力要素

        □主要应对机构

        □机构联系点

        □开始日期

        □完成日期

关于行动后报告的书写指导，参见国土安全部演习和评估项目（https：//hseep. dhs. gov/pages/1001_HSEEP7. aspx）。

计划3： 书面计划应包括突发事件结束汇报模板，其中包括下列要素：

    —突发事件总结

    —有长远影响的主要事件

    —文件材料，包括对尚未完成项目的说明

    —能引起部门官员重视的讨论机会

    —部门官员对突发事件管理的最后评价

    —处理小组的绩效评价

技能和培训1： 将参与或领导演习的公共卫生人员（至少1名人员）应该对国土安全部演习和评估项目政策、程序以及术语等有所了解，在演习的设计、编制、执行、评价和改进计划方面有一定的经验。推荐的课程包括下列内容：

    —演习介绍（IS. 120. a）

    —演习评价和改进计划（IS-130）

    —演习设计（IS-139）

国家突发事件管理系统培训包括下列内容：

    —突发事件指挥系统介绍（IS-100. b）

    —单资源和初步行动事件的突发事件指挥系统（IS-200. b）

    —中级突发事件指挥系统（ICS-300）

    —国家突发事件管理系统介绍（IS-700a）

    —国家应对框架介绍（IS-800. b）

（陈 浩 译）

能力 4：应急公共信息和预警

> 应急公共信息和预警是指收集、协调并向公众和突发事件管理人员发布信息、预警、警戒和通告的能力。

该能力由具有下列功能的能力所构成：

功能 1：启动应急公共信息系统
功能 2：确定对共享的公共信息系统的需求
功能 3：建立和参与操作信息系统
功能 4：建立公众互动和信息交换途径
功能 5：发布公共信息、预警、警戒和通告

功能 1：启动应急公共信息系统

通知和集合关键的公共信息人员和有能力的发言人，这些人员在突发事件发生前就被确定[50]，并在事件发生期间为公众提供信息。

任务

该功能由具有下列任务的能力所构成：

任务 1：突发事件前，确定公共信息官员、后勤支持人员（根据辖区薄弱环节和专业能力）和有能力的发言人向公众传递信息。

任务 2：突发事件前，要确定用于支持警告和公共信息运行的主要和备用实体结构和/或虚拟结构（详见能力 3：应急行动协调）。

任务 3：突发事件前，确保被指定人员在被要求实施的功能方面接受培训。

任务 4：突发事件发生时，通知公共信息官员、后勤支持人员、发言人和专题专家，在事件发生的相应时间范围内必要时需待命或报到上班。

任务 5：突发事件发生时，要将公共信息人员集中在现实或虚拟的地点，听取突发事件汇报，并且指派应对任务（详见能力 3：应急管理协调）。

任务 6：协助地方公共卫生系统实施应急通信功能。

绩效指标

目前，该功能尚无 CDC 确认的绩效指标。

资源要素

注意：辖区必须拥有或者能够获得优先等级的资源要素。

计划1（优先）： 书面计划应包括描述公共信息官员、后勤支持人员（根据事件和专题而定）和有能力的发言人向公众传递信息的角色和责任[51]。

计划2（优先）： 书面计划应包括提出辖区薄弱环节的信息模板，并应根据辖区确认的一般标准对模板进行维护，包括下列要素：

—相关者的认定

—潜在相关者的问题和关注点

——些共同的根本关注点

—关于相关者主要问题和关注点清单的关键信息

建议的资源

—Message Template for the First Minute for all Emergencies：

http：//www. emergency. cdc. gov/firsthours/resources/messagetemplate. asp

—Communicating in the First Hours / First Hours Resources：

http：//www. emergency. cdc. gov/firsthours/resources/index. asp

—Communicating in the First Hours / Terrorism Emergencies：

http：//www. bt. cdc. gov/firsthours/terrorist. asp

计划3： 书面计划应包括确认用于支持预警和公共信息运行的主要和备用实体结构和/或虚拟结构的协议。工作人员会议可在实际场所（如突发事件管理中心）、虚拟场所［如基于网络的界面（如网络应急管理中心或电话会议）］举行，或两者同时兼有（详见能力3：应急管理协调）。

计划4： 书面计划应当包括预先确定的参加通讯的人员名单/通信录名单。必要时预案应包括每个角色至少有一个备份备用。

计划5： 书面计划应包括工作人员和志愿者的工作行动表，详细介绍每个确定角色的特殊任务[52]（详见能力15：志愿者管理）。

计划6： 书面计划应包括通知工作人员和工作人员报到的协议，可包括下列要素[53]：

—通知工作人员的方法

—工作人员应向哪里报到

—应以多快的速度将突发事件通知工作人员

—工作人员在多长时间内必须向指定地点报到

计划7： 书面计划应包括发生突发事件时启动研究、媒体运行和后勤保障角色的程序。这些角色可由一人或者多人管理，至少包括下列几个方面（详见能力3：应急管理协调）：

—事实的收集

—传言控制

—媒体监控

—发言人支持

计划8： 书面计划应包括支持和帮助地方公共卫生系统来实施应急通信功能的程序（州辖区）（详见能力6：信息共享）。

技能和培训 1（优先）： 公共信息工作人员应当接受下列国家突发事件管理系统培训：
　　—突发事件指挥系统介绍（IS-100. b）
　　—单资源和初步行动事件的突发事件指挥系统（IS-200. b）
　　—应急支持功能♯15 的外部事务：应急沟通和信息发布的新方法（IS-250）
　　—国家突发事件管理系统介绍（IS-700. a）
　　—国家突发事件管理系统公共信息系统（IS-702. a）
　　—国家应对框架介绍（IS-800. b）

技能和培训 2（优先）： 利用危机和突发事件风险沟通原则传递关键信息。为此，人员被雇佣后 6 个月内，以及随后每 5 年至少接受 1 次辖区内公共信息工作人员的下列培训：
　　—CDC 危机和突发事件风险沟通基础
　　—流感大流行的 CDC 危机和突发事件风险沟通
可以通过下列任何一种方法学习这些课程：
　　—自定进度的在线培训，可以在任何时间进行
　　—任何 CDC 的网络研讨会课程，每年有 4 次
　　—亲自参加 CDC 培训，每年有 4 次
　　—在防范和突发事件应对培训中心接受危机和突发事件风险沟通课程
　　如果有其他任何原因，工作人员不能参加这些课程培训，则通过已接受培训的工作人员对其进行培训也是认可的（师资培训模式）。

技能和培训 3： 公共信息官员的责任/能力包括：
　　—就与突发事件管理、监测和处理媒体以及公众要求有关的所有公共信息事项，向突发事件指挥官作出说明并提出建议
　　—管理联合信息中心的日常运行情况
　　—协调所有参与的政府部门和组织的公共信息官员，管理资源并避免重复工作

设备和技术 1： 拥有电信公司和公共事业机构的基本服务名称，包括作为指定咨询热线的应急服务名称。

设备和技术 2： 拥有或者能获得专用热线，解答媒体、相关机构和广大市民的相关问题。

设备和技术 3： 拥有或者能获得每天 24 小时的预警能力（电话或其他替代方法）。这包括维护，而不仅仅限于许可。

设备和技术 4： 拥有或者能获得足够的电源来支持每天 24 小时的预警和公共信息传递能力。

设备和技术 5： 拥有或者能获得无线电对讲机（应对核事件电磁脉冲的危险性）、业余无线电台或者其他无线电设备。

功能 2：确定对共享的公共信息系统的需求

　　确定对共享的公共信息系统的需求和规模，包括必要时启用公共卫生机构内的联合信息中心。与其他辖区联合信息中心协作，以加强信息共享能力并整合信息。

任务

该功能由具有下列任务的能力所构成：

任务 1： 如果不能建立一个完备的共享信息中心，则可建立一个虚拟的共享信息中心以应对突发事件（详见能力 3：应急管理协调）。

任务 2： 如果共享信息中心或虚拟共享信息中心不适用于突发事件，要确定代为参加辖区应急管理中心的卫生部门，以确保能体现公共卫生信息传递能力（详见能力 3：应急管理协调）。

任务 3： 发生事件时如有必要，可分配任务给辅助人员（员工冗余会导致运行期延长），通过研究、媒体运行和管理 3 个主要功能来支持信息整合和共享信息[54]。

绩效指标

目前，该功能尚无 CDC 确认的绩效指标。

资源要素

注意：辖区必须拥有或能获得优先等级的资源要素。

计划	**计划1：** 书面计划应当包括可扩展的共享信息系统运行决策模型，考虑事项包括下列内容： —确定突发事件的信息需求是否会超出卫生部门的资源 —如果有多个组织应对突发事件，则要确定有关卫生部门参与辖区共享信息中心的工作程序 **计划2：** 书面计划应当包括建立虚拟共享信息中心的程序，该中心由公共信息机构或者个人通过电话、网络或其他技术手段等连接而成，而无需实际的应急管理中心进行协调（详见能力 3：应急管理协调）。 **计划3：** 书面计划应包括通过辖区突发事件管理系统要求额外预警资源（如人员和设备）的标准操作程序。
技能和培训	**技能和培训 1：** 在突发事件期间将对媒体、调查研究或者行政支持发挥作用的公共卫生机构人员或来自合作机构的志愿者，应接受突发事件期间媒体运行知识的培训（如 IS-702.a）。
设备和技术	**设备和技术 1（优先）：** 虚拟共享信息中心的最低配置要求如下： —如果可能，在辖区和 CDC 能实时交换电子信息的设备 —有共享的网站、机制或系统来储存共享信息中心的资料、电子邮件群列表、突发事件信息和工作进程的电子文件

领地辖区的虚拟共享信息中心的最低配置要求如下：

　　—能通过电子渠道访问 CDC 公共网站和世界卫生组织的共享信息网站

设备和技术 2：推荐的辖区发送和接收信息的支持性物品包括互联网接入、州和地方官员以及媒体的联系方式、电脑和打印机、传真机、电话和多端口电话、钟表、手机、收音机、电视、摄影机，以及广播和电视的录制设备。

推荐的领地辖区发送和接收信息的支持性物品包括互联网接入、电话和收音机。

功能 3：建立和参与操作信息系统

　　监测辖区媒体，举行新闻发布会，控制媒体传言，利用与国家突发事件管理系统兼容的架构来协调与突发事件相关的信息交流。

任务

该功能由具有下列任务的能力所构成：

任务 1：代表突发事件指挥部或统一指挥机构来制定、推荐和执行批准的公共信息计划和策略[55]（详见能力 3：应急管理协调）。

任务 2：根据辖区结构，通过与共享信息中心合作，由预先指定的发言人在信息发布点发布有关卫生和卫生保健问题的信息（详见能力 6：信息共享）。

任务 3：有利于辖区电视、网络、广播和报纸等媒体的传言控制。

绩效指标

目前，该功能尚无 CDC 确定的绩效指标。

资源要素

注意：辖区必须拥有或能获得优先等级的资源要素。

计划1：书面计划应包括媒体联系人名单，并有保持清单及时更新和信息准确的程序[56]。

计划2：书面计划应包括完成下列事项的程序：

　　—跟踪媒体联系人和公众的询问，列出联系人、日期、时间、查询和结果

　　—监测媒体覆盖情况，确保信息能准确发布

　　—在下一个新闻周期前，纠正错误信息

　　—整合辖区卫生相关媒体行业所关心的问题

技能和培训 1：公共信息工作人员应接受下列技能训练：

　　—国家突发事件管理系统（IS-701.a）

　　—应急管理学院 G291-共享信息系统/部落、州和地方公共信息官员的共享信息中心计划

设备和技术 1： 公共信息官员/发言人应有从辖区公共卫生预警系统接收信息的设备。

功能 4：建立公众互动和信息交换途径

通过呼叫中心、求助台、热线、社会媒体、网络聊天或其他通信平台，就公众关心的问题和疑虑提供与卫生部门联系的方式。

任务

该功能由具有下列任务的能力所构成：

任务 1： 建立公众和媒体查询机制（如呼叫中心、毒物控制中心和非紧急热线如 211 或 311），以满足突发事件的需要。

任务 2： 如有卫生部门网站，可将在卫生部门网站上发布突发事件后的相关信息作为与公众交流和联系的一种方式。

任务 3： 如果可能，利用社交媒体（如 Twitter 和 Facebook）适时公布卫生信息。

绩效指标

目前，该功能尚无 CDC 确定的绩效指标。

资源要素

注意：辖区必须拥有或者能获得优先等级的资源要素。

计划1： 如果辖区需要，书面计划应包括开通指定的查询热线之程序[57]。可能的考虑因素包括：

　　—将不必要的呼叫电话转移出社区 911 呼叫系统

　　—将非危重患者转移出卫生保健系统

　　—更新有关卫生部门行动的公共信息

计划2： 书面计划应当包括确定社区伙伴（如公共卫生、应急管理、911 管理机构、紧急医疗服务、医疗保健机构、社区和宗教组织以及中毒控制中心）的程序，以创建"运行概念"呼叫中心。"运行概念"的最低要求包含以下几方面内容：

　　—哪种情况下启动呼叫中心系统

　　—谁启动呼叫中心系统

　　—指定呼叫中心系统的领导人

　　—启动呼叫中心系统的程序

　　—呼叫中心增加工作时间/人员分配/逐步减少的程序

　　—呼叫中心连接辖区突发事件管理系统/共享信息中心的程序

计 划

计划3：如果辖区需要，书面计划应当包括利用 CDC 信息作为潜在资源的程序，以提高回答公众和医务人员提出的有关突发事件和自然灾害事件问题的能力（详见能力 6：信息共享）。

计划4：如果使用社会网络工具，则书面计划应包括包含下列内容的方案：
—网站链接
—促进参与 Twitter/Facebook
—对参与 Twitter/Facebook 的评价
—收集衡量指标或使用数据
—负责制作和清除海报
—增加新的微博消息或海报的时间框架或计划

建议的资源
—CDC's guidance on using social media：
http：//www.cdc.gov/SocialMedia/Tools/guidelines/pdf/microblogging.pdf

计划5：书面计划应包括利用社交媒体时的信息开发指南：
—考虑受众目标
—能保持信息独立
—行动导向信息

计划6：书面计划应包括为呼叫中心工作人员提供的行动计划或者信息图（message maps）。

技能和培训

技能和培训 1：公共信息工作人员应在使用社交媒体与卫生信息交流方面接受培训。

技能和培训 2：公共信息工作人员应完成国家突发事件管理系统通信和信息管理（IS-704）的培训。

设备和技术

设备和技术 1：拥有或者能获得信息技术和电话设备，当发生突发事件时可支持咨询热线的拓展（一个呼叫转移电话占用一个电话信道，直到电话结束）。

功能 5：发布公共信息、预警、警戒和通告

利用危机和应急事件风险沟通的原则，传播重要的健康和安全信息，提醒媒体、公众以及其他相关者潜在的健康风险，减少其暴露于当前和潜在的危险。

任务

该功能由具有下列任务的能力所构成：

任务 1：突发事件发生前，遵守已建立的辖区法律准则，不能公布因国家安全或法律原因获得保护的信息或侵犯个人隐私和实体权益的信息。

任务 2：利用预先建立的信息图，考虑到辖区人口学、高危人群、经济损害、语言能力限制和文化或地理隔离，选用相应的语言和方式向公众传递信息。

任务 3：通过安全信息平台[58]，向相应组织传递卫生相关信息（详见能力 6：信息共享）。

绩效指标

该功能的 CDC 确认的绩效指标如下：

指标 1：向公众发布风险沟通信息的时间
　　—开始时间：指定的官员要求撰写首条风险沟通信息的日期和时间
　　—终止时间：指定的官员批准发布首条风险沟通信息的日期和时间

资源要素

注意：辖区必须拥有或者能获得优先等级的资源要素。

计划 1：书面计划应包括指定联络点进行信息核实并批准文件的许可/批准程序[59]。

计划 2：书面计划应包括为语言能力有限的人群翻译材料/资源的程序和方案[60]。

　建议的资源
　　—National Resource Center on Advancing Emergency Preparedness for Culturally Diverse Communities / Translated Material：
　　http：//www. diversitypreparedness. org/Resources/23/resourceTypeId_7782/
　　—National Resource Center on Advancing Emergency Preparedness for Culturally Diverse Communities / National Standard：
　　http：//www. diversitypreparedness. org/Resources/Subtype/47/resourceTypeId_14784/subtypeId_16079/
　　—National Resource Center on Advancing Emergency Preparedness for Culturally Diverse Communities / National Consensus Statement and Guiding Principles on Emergency Preparedness and Cultural Diversity：
　　http：//www. diversitypreparedness. org/Topic/Subtopic/Record-Detail/18/resourceTypeId_14784/subtypeId_16946/resourceId_16947/
　　—Cultural Competency Curriculum for Disaster Preparedness and Crisis Response：
　　http：//www. thinkculturalhealth. hhs. gov
　　—CDC/Association of State and Territorial Health Officials At-Risk Populations and Pandemic Influenza：Planning Guidance for State，Territorial，Tribal，and Local Health Departments：http：//www. astho. org/Display/AssetDisplay. aspx? id＝401
　　—Preparedness Tools and Resources：
　　http：//www. disability. gov/emergency _ preparedness/preparedness _ tools _% 26 _ re-sources

计划 3：书面计划应包括编写通俗易懂的印刷品的程序和方案[61]。

建议的资源

—Centers for Disease Control and Prevention/Simply Put：A Guide for Creating Easy-To-Understand Materials：

http：//www. cdc. gov/healthmarketing/pdf/Simply_Put_082010. pdf

—National Cancer Institute/Clear and Simple：Developing Effective Print Materials for Low-Literate Readers：

http：//www. cancer. gov/cancerinformation/clearandsimple

计划4： 书面计划应包括为视力和听力障碍者编写材料的程序和协议。

建议的资源

—Public Health Workbook to Define，Locate and Reach Special，Vulnerable, and At-Risk Populations in an Emergency：http：//emergency. cdc. gov/workbook

计划5： 书面计划应包括使农村/偏远地区人群获得信息的程序和协议。

建议的资源

—Public Health Workbook to Define，Locate and Reach Special，Vulnerable, and At-Risk Populations in an Emergency：http：//emergency. cdc. gov/workbook

计划6： 书面计划应包括提供信息以帮助高危人群理解个人防范知识，知道可利用的服务和了解在哪里可以获得服务的程序[62]（考虑事项应包括使用多媒体、采用多种语言和形式以及信息的年龄适合性）。

计划7： 书面计划应包括确认法律管辖权，不能公布因国家安全或法律原因获得保护的信息或侵犯个人隐私和实体权益的信息。

技能和培训1： 有支持卫生预警系统的信息技术设备（详见能力6：信息共享）。

技能和培训2： 对卫生信息交流人员进行卫生信息沟通和文化敏感性方面的培训。

建议的资源

—Public Health Workbook to Define，Locate and Reach Special，Vulnerable, and At-Risk Populations in an Emergency：http：//emergency. cdc. gov/workbook

（魏晶娇　译）

能力5：死亡事件管理

死亡事件管理是协调其他组织（如法律实施机构、卫生保健组织、应急管理组织和法医/验尸官）以确保人类尸体和个人财产得到合适处置的能力，包括恢复、处理、鉴定、运输、寻查、储放和清理，并确定死因，以便家庭成员、应对者和事件幸存者获得精神/行为卫生服务。

该能力由具有以下功能的能力所构成：

功能1：确定公共卫生在死亡事件管理中的角色

功能2：启动公共卫生死亡事件管理程序

功能3：帮助收集和分发死者生前资料

功能4：参与为幸存者提供的精神/行为卫生服务

功能5：参与死亡者处理和存放程序

功能1：确定公共卫生在死亡事件管理中的角色

与重要的司法当权者（如法医、验尸官、行政司法长官或其他执法官）协作，以确认辖区公共卫生实体在死亡事件管理活动中的任务及责任。

任务

该功能由具有以下任务的能力所构成：

任务1：在突发事件发生前，基于辖区风险评估说明潜在死亡的特征以及这些潜在死亡对辖区资源需求的影响。

任务2：在突发事件发生前，与专题专家（如流行病学、实验室检测、监测方面的专家，社区文化/宗教团体或安葬风俗习惯专家，化学、生物、放射和应急管理领导者，来自医院、太平间、急诊医学机构的合作伙伴）协作，以确定公共卫生在可能导致死亡的事件中的作用（详见能力10：医疗需求激增事件）。

任务3：在突发事件发生前，必要时协调辖区、私立机构以及联邦的应急支持功能♯6和应急支持功能♯8的资源，以确定其任务和应对的需求（详见能力10：医疗需求激增事件）。

绩效指标

目前，该功能尚无CDC确定的绩效指标。

资源要素

注意：辖区必须拥有或能获得优先等级的资源要素。

计划1（优先）： 书面计划应包括与其他机构签订的协议备忘录、谅解备忘录、互助协议、合同和/或协议书，以支持协调活动，并与其他辖区协作，共享在死亡事件处理期间所需的资源、机构设施和其他潜在的支持。这些需求应由地方当局决定，并按行政级别逐级上报，如从地方当局到州，再到联邦层面。

—当预期的资源需求超过地方能力时，应请求州和联邦资源（包括灾难时太平间管理应对小组），县/辖区计划应提出针对大规模死亡的应对计划和要求提供额外资源的阈值。

—应通过美国卫生与人类服务部（HHS）的区域应急协调员联系和申请联邦资源。

—应通过适当的渠道（应急管理援助协约协调员、应急管理）联系和申请通过互助（如应急管理援助协约、谅解备忘录和/或协议备忘录）获得资源。

建议的资源

—National Response Framework：http：//www.fema.gov/emergency/nrf/

—National Oil and Hazardous Substances Pollution Contingency Plan：http：//www.epa.gov/oem/content/lawsregs/ncpover.htm

计划2：书面计划应包括确定辖区公共卫生机构如何与辖区死亡事件管理领导当局合作参与制定计划活动，以确定机构在死亡事件期间与以下主题活动相关的任务和职责[63]：

—规模：死者和尸块估计数

—事件类型：自然、犯罪、恐怖或意外

—名单：可获得名单的封闭人群、不能获取名单的封闭人群或开放人群

—人类遗骸状况：肉眼可识别、完整身体、尸块、混合、腐烂、烧焦或残缺不全

—恢复速度：快、中、慢

—寻找的复杂性：复杂程度高，需咨询人类学家；人员轮班；大面积拉网式寻找；已知或未知的寻找地区的边界

—污染或传染病的出现：尸体被化学、生物、放射性因子或材料污染

—灾害地点的位置特征：固定点或分发点，有无建筑材料、水/潮汐、明火/闷烧，挖掘或清除废墟的需求

—环境状况：气候条件（如热、冷、潮湿或下雨）

—公共卫生机构/司法部门的限制措施：限制公众集会或实施宵禁

—资产或技术的内部限制：有或无

—制定正式的健康和安全计划的需求：这是所有固定和/或特设设施，和/或涉及危险工作的任务（如恢复的运行）所需的

—资产整合程度：是简单功能性或高度矩阵式的应急指挥结构的需求

—事件发生情况：在一个地点发生一起突发事件，在多个地点发生一起突发事件，在多个地点多次发生突发事件

—法医/验尸官和地方司法机构：起作用、部分起作用或不起作用

—死者鉴定的复杂性：死者生前资料收集的复杂性，死后资料收集的复杂性，要求通过司法判决发出死亡证明，与亲属沟通困难

—家庭管理方面的考虑：所需的单个或多个家庭援助中心，建立虚拟的家庭援助中心，需建立长期的家庭管理应对机制[64]

此外，还应考虑到以下几点：

—是否应拨打911报告死亡，或辖区是否希望当局建立一个独立的呼叫中心来协调此等活动

—提供精神/行为卫生服务

—协调医院和卫生保健机构

（详见能力 12：公共卫生实验室检测；能力 13：公共卫生监测和流行病学调查）

计划3： 书面计划应包括确定公共卫生机构如何与医疗/司法部门和专题专家（如流行病学、实验室检测、监测方面的专家，社区文化/宗教团体或安葬风俗习惯专家，化学、生物、放射和应急管理领导者，来自医院、太平间、急诊医学机构的合作伙伴[65]）协调的程序和方案，以共同决定公共卫生实体在应对中的任务和责任[66]。

计划4： 书面计划应包括辖区全危害死亡事件管理的程序和协议，包括阐述公共卫生在死亡事件管理中的作用[67-69]。此项计划应阐述以下几个方面：

—设施的协调（停尸房地点、便捷和临时的停尸房、去污染、遗体保存、医院、卫生保健机构）

—家庭关系的协调（通告、节哀服务、死者生前信息、呼叫中心）

—获得死亡证书和许可的程序（包括将尸体运送至国际目的地）

—有关火葬场以及其他支持性团队的法规

—死者生前资料管理（建立资料记录储存室、确定储存室物理位置、将访视资料输入文件库、平衡死者与失去家人者的需求）

—个人需求（如医疗和精神/行为卫生需求，包括心理救助）

—重要记录回顾和更新的频率（如综合性死亡事件管理任务清单，地方、州和私立实体有关人类遗体的最后处置之应急计划）

建议的资源

—Jurisdiction's current fatality management plan

—NACCHO：Managing Mass Fatalities：A Toolkit for Planning：
http：//www. naccho. org/toolbox/tool. cfm？id＝1595％20

—National Mass Fatalities Institute：Mass Fatalities Institute Planners Course

—Mass fatalities courses offered by the state and local agencies

—Radiation Emergency Medical Management：Management of the Deceased：
http：//www. remm. nlm. gov/deceased. htm

—Pan American Health Organization：Management of Dead Bodies in Disaster Situations：http：//www. paho. org/English/DD/PED/ManejoCadaveres. htm

—Pan American Health Organization：Management of Dead Bodies After Disasters—A Field Manual for First Responders：
http：//www. paho. org/English/DD/PED/DeadBodiesFieldManual. htm

—Department of Justice：Mass Fatality Incidents：A Guide for Human Forensic Identification：http：//www. ojp. usdoj. gov/nij/pubs-sum/199758. htm

—Morgan OW，Sribanditmongkol P，Perera C，，Sulasmi Y，Van Alphen D，et al. (2006) Mass Fatality Management Following the South Asian Tsunami Disaster：Case studies in Thailand，Indonesia，and Sri Lanka. PLoS Med 3 (6)：e195. DOI：10. 1371/journal. pmed. 0030195：http：//www. ncbi. nlm. nih. gov/pmc/articles/PMC1472696/pdf/pmed. 0030195. pdf

计划

—U. S. Army Soldier and Biological Chemical Command（SBCCOM）：Guidelines for Mass Fatality Management During Terrorist Incidents Involving Chemical Agents：http：//www. ecbc. army. mil/downloads/cwirp/ECBC_guidelines_mass_fatality_mgmt. pdf

—Disaster Mortuary Operational Response Team：http：//www. dmort. org/FilesforDownload/MassFatalityResources2007. pdf

技能和培训 1：参与死亡事件管理的公共卫生人员应接受地方死亡事件管理计划和程序方面的培训，并了解其包括死亡事件在内的公共卫生应对期间的任务。

建议的培训包括以下内容：
—联邦应急管理署（FEMA）重大死亡事件应对（G-386）——美国联邦应急管理学院（Emergency Management Institute），现有版本可以获得但正在审核之中。
—联邦应急管理署应急支持功能♯8——公共卫生和医疗服务（IS-808）
—由辖区提供的重大死亡事件课程
—国家重大死亡事件管理机构（National Mass Fatalities Institute）：
　□ 家庭救助和行为卫生课程，对主动射击事件的应对-死亡管理（MFI 100、200、300 和 400）。
—所建议的主要针对法医、验尸官和殡葬业者的培训
　□ 放射恐怖：公共卫生官员的工具包
　　http：//emergency. cdc. gov/radiation/publichealthtoolkit. asp
　　○ 放射性物质污染的尸体处理指南（文件和视频）
　　　http：//emergency. cdc. gov/radiation/pdf/radiation-decedent-guidelines. pdf
　　○ 卫星直播：放射暴露人群监测和去污染的准备
　　　http：//www. phppo. cdc. gov/PHTN/Radiological2006/default. asp
　□ 法医和验尸官对污染尸体的处理指南
　　http：//thename. org/index. php？option＝com_docman&task＝doc_download&gid＝13&Itemid＝26

设备和技术 1：拥有或能获得个人防护设备以支持指定的公共卫生任务（例如血液传播病原体的防范、实验室安全设备）。建议的个人保护设备应包括以下物品：
—防护服（套装、衣裤相连的工作服、风帽、手套和靴子）
—呼吸机
—空气净化器
—冷却系统（冰背心、空气循环、水循环）
—头部保护用品
—眼部保护用品
—耳部保护用品
—内衣
—外部防护用品（如外手套、胶皮套鞋、闪光罩）
（详见能力 14：应对者安全和健康）

功能2：启动公共卫生死亡事件管理程序

利用相关资源（如人力、档案保管和物理空间），根据公共卫生法律标准和实施规程以及当局主要领导的要求，公布事故死亡信息。

任务

该功能由具有以下任务的能力所构成：

任务1： 评估突发事件的数据，告知并指导应对事件所需的公共卫生资源。

任务2： 确定和协调辖区、地区、私人、国家的应急支持功能♯8的资源，根据潜在死因的专业知识，提出关于人类遗体在各阶段的处理建议：提取、处理（如去污染、控制感染和其他减缓措施）、储存和最终处置。

任务3： 与合作者一起针对人类遗体处理的不同阶段启动预先确定（如地方、地区、州、联邦和私立机构）的流程。

任务4： 基于死亡事件的范围大小，公共卫生和医疗卫生系统的成员之间在项目和相关信息数据库方面可共享信息，协调死亡事件处理的具体环节（详见能力6：信息共享）。

绩效指标

目前，该功能尚无CDC确定的绩效指标。

资源要素

注意：辖区必须拥有或能获得优先等级的资源要素。

计划1： 书面计划应包括公共卫生对潜在死亡事件进行管理咨询的任务一览表，根据每个辖区计划对其应对提供支持[70]。应考虑以下几个要素：

　　—查找并寻回人类遗骸

　　—移动、转运/运输、储存和暂时埋葬人类遗骸

　　—墓地被事件破坏后，其遗体需鉴定后再次埋葬

　　—评估停尸房和鉴定中心的能力

　　—停尸间和鉴定地点的工作人员

　　—人类遗骸的处理

　　—精神/行为卫生服务

　　—公共事务和沟通

　　（详见能力4：应急公共信息和预警；能力15：志愿者管理）

技能和培训1： 在死亡事件的公共卫生应对期间，参加死亡事件管理活动的公共卫生工作人员应接受有关计划和程序（如标准操作程序）以及辖区死亡事件管理的培训，并了解其任务。

设备和技术1：根据事件的需要，须拥有或能获得管理死亡事件所需的物资：
- 防护服（如手套、靴子、外套、安全帽、雨衣、呼吸罩）
- 裹尸袋（适当的数量和型号）
- 冷藏
- 帐篷
- 设备/物品以及尸体的储存
- 用油漆标记计数
- 用旗帜标记位置
- 塑料脚趾标签
- 用于应对生物危害的袋子和箱子
- 照相设备
- 网格、激光监测以及全球定位系统
- 通信设备：收音机和手机
- 现场记录设备
- 去污设备
- 辐射检测设备

设备和技术2：拥有或者能获得在验尸官/法医领导下用于记录和追踪死亡的系统：
- 建立集中信息的数据库。需考虑以下几个因素：
  - ☐ 报告死亡的集中化信息交换中心
  - ☐ 校对数据的集中化信息交换中心。应设计软件或一系列可事先打印的表格，以准确追踪冷藏、殡仪馆容量，以及死亡者下落和状态。
- 可以展示跨机构合作和死亡资料信息共享的死亡报告系统（如将死亡证明资料包括死因资料传送给相应的联邦机构）
- 搜寻活动的跟踪系统。数据采集系统应考虑以下因素：
  - ☐ 人类遗骸的发现地点
  - ☐ 如何追踪到尸块
  - ☐ 如何与病例数关联
  - ☐ 如何将死者生前资料（从家庭成员获得）与找回的人类遗骸相互参照
  - ☐ 如何将灾害病例与其他病例相区别
- 系统能使几种活动地点（如太平间、家庭援助中心、事发地或输入病例资料的任何地方）的资料横向校正
- 系统应具有足够的备份设备，确保信息不会因意外的系统故障或其他事件/事故而丢失

功能3：帮助收集和分发死者生前资料

如果需要，要帮助主要的行政当局、辖区和地区合作伙伴，通过家庭援助中心模式或其他机制来收集和分发死者生前资料[71-72]。

任务

此功能由具有以下任务的能力所构成：

任务1：与伙伴合作，建立收集死者生前资料的机制（如家庭援助中心）。

任务2：与伙伴合作，确定和整理用于收集和交流死者生前资料所需的资源。

任务3：如果需要，与伙伴协作，帮助收集死者生前资料，并分发给死者家属和执法官员（详见能力6：信息共享）

任务4：与合作伙伴协调，通过电子系统和/或其他信息共享平台支持死者生前资料的电子化记录和报告（详见能力6：信息共享）。

绩效指标

目前，该功能尚无CDC确定的绩效指标。

资源要素

注意：辖区必须拥有或能获得优先等级的资源要素。

计划1 (优先)：书面计划应包括收集死者生前资料的程序。应考虑以下因素：

—数据收集/分发方法
- ☐ 呼叫中心或1-800号码
- ☐ 家庭接待中心
- ☐ 家庭援助中心

—执行以下功能的员工：
- ☐ 管理活动
- ☐ 家庭访谈以获取死者生前资料
- ☐ 死者生前资料的系统数据录入

计划2：对于公共卫生从中起重要作用的事件，书面计划应包括家庭通知程序和协议。应考虑下列因素：

—从哪里发出通知

—通知哪些家庭成员以及如何联系

—确保发言人发布的信息准确，并由验尸官/法医以官方名义发布

—告知家庭成员在突发事件中所用的识别方法，包括相关内容及其可靠性（如指纹图和DNA）

—处理与发放死者的个人财物

技能和培训1：参加死亡事件管理活动的公共卫生工作人员应接受有关计划和程序以及司法死亡事件管理计划方面的培训，并了解其在死亡事件的公共卫生应对期间的任务。

推荐的培训内容如下：

—重大死亡事故后提供家庭救济：验尸官办公室和家庭援助中心、司法项目的司法办公室、犯罪受害者办公室的职责，见 http://www.ojp.usdoj.gov

—创建并运行家庭援助中心：公共卫生工具包，见 http://www.apctoolkits.com/family-assistance-center/

计 划

技 能 和 培 训

技
能
和
培
训

—国家运输安全委员会培训中心：http：//www. ntsb. gov/tc/sched_courses. htm
　　☐ 家庭援助（TDA301）
　　☐ 灾害家庭援助高级技能（TDA405）
　　☐ 为法医学专家开设的群体性死亡事件课程（TDA403）

设
备
和
技
术

设备和技术 1：须拥有或者能获得用来收集、记录和储存死者生前及死后数据的中央数据库。

功能 4：参与为幸存者提供的精神/行为卫生服务

如果需要，与主要辖区当局、辖区和地区合作伙伴协作，对死者家庭成员、事件幸存者和应对者提供非侵入性、文化认同的精神/行为卫生支持服务。

任务

该功能由具有以下任务的能力所构成：

任务 1：与合作伙伴协作，集合所需的人员和资源，为应对者提供非侵入性的精神/行为卫生服务。

任务 2：与合作伙伴协作，易于获得文化方面的适当援助（如解决语言障碍、进行宗教或文化习俗方面的工作）。

任务 3：与应急支持功能♯8伙伴协作，必要时为死者家属和死亡事件幸存者提供支持性的精神/行为卫生服务。

绩效指标

目前，该功能尚无CDC确定的绩效指标。

资源要素

注意：辖区必须拥有或能获得优先等级的资源要素。

计
划

计划1（优先）：书面计划应包括与精神/行为卫生服务伙伴合作的程序和协议，为死亡事件幸存者提供明确的服务。书面计划应包括一个预先确定的联系名单，并根据事件情况为应对者和家庭提供精神/行为卫生服务方面的支持[73-74]。应考虑以下因素：
—精神/行为卫生专业人员
—精神卫生保健人员
—收容所
—翻译员
—涉及国际遇难者时需联系使领馆代表

计划2（优先）：书面计划应包括在发生突发事件前事先拟订人员名单，从而可充当死亡事件管理角色以恰当地应对事件[75]。

计划3：书面计划应包括死亡事件发生后为应对者和死者家属提供服务的流程和协议。应考虑到下列因素：

——确定谁和什么机构/商业单位（地方县/司法管辖区范围内）可以在死亡事件发生后协助组织并开展服务工作

□为应对者提供医疗和精神/行为卫生支持

□为遇难者家庭提供医疗和精神/行为卫生支持

——确定什么样的文化、宗教和家庭习俗在地方辖区盛行，在进行死亡事件管理时，也可能需要有其他考虑/调解

技能和培训 1：参加死亡事件管理活动的公共卫生工作人员应接受有关计划和程序以及死亡事件管理计划方面的培训，并了解其在死亡事件的公共卫生应对期间的任务。

推荐的培训内容如下：

——创伤、死亡和死亡通知：专业顾问和遇难者主张研讨会（1996）：
http：//www. ojp. usdoj. gov/ovc/publications/infores/death. htm

——群体性死亡事件后提供家庭救济：验尸官办公室和家庭援助中心、司法项目的法官办公室、犯罪受害者办公室的职责：http：//www. ojp. usdoj. gov

——"照亮我们的道路"：灾害发生时灾害应对志愿者、首先应对者和灾害计划者、情感和精神关怀委员会以及国家灾难行动志愿组织（National Voluntary Organizations Active in Disaster）"照亮我们的道路"专门工作小组的精神关怀指南：
http：//www. ldr. org /care/ Light_Our_Way. pdf

功能 5：参与死亡者处理和存放程序

如果需要，协助主要行政当局和伙伴，确保人体遗骸和相关个人财物能安全地寻回、处理、运输、追踪、储存、处置或发回给授权人。

任务

该功能由具有以下任务的能力所构成：

任务1：向事件管理/主要行政部门提出有关人类遗骸安全寻回、接收、识别、去污染、运输、储存和处置的建议。建议还包括对临时埋葬需求、购买公共物品用于临时埋葬以及处理机构安全/隐私要求的评估。

任务2：如果必要，协助多专业法医分析，以鉴定人类遗骸，确定死因和死亡方式（详见能力12：公共卫生实验室检测；能力13：公共卫生监测和流行病学调查）。

任务3：协调合作伙伴，支持死亡信息的电子化报告（详见能力6：信息共享）。

任务4：协调合作伙伴，以便于收集和报告死亡信息（如人口动态记录）（详见能力6：信息共享）。

绩效指标

目前，该功能尚无 CDC 确定的绩效指标。

资源要素

注意：辖区必须拥有或能获得优先等级的资源要素。

计划1（优先）：书面计划应包括确保卫生部门通过卫生保健联盟或其他机制，来支持并协调卫生保健机构死亡事件管理计划和辖区死亡事件管理计划的协议。

　建议的资源

　　—FY10 Hospital Preparedness Funding Opportunity Announcement，Section 1. 5. 6 Fatality Management：http：//www. phe. gov/Preparedness/planning/hpp/Documents/fy10_hpp_guidance. pdf

　　—Joint Commission Emergency Management Standard EM. 02. 02. 11. 7

计划2：书面计划应包括按照州死亡证书和验尸官/法医的要求确定死亡电子报告所需数据要素的草案。应考虑以下因素：

　—事件详细资料（如发生日期、时间、地点和状态）

　—确认遇难者身份（如姓名、出生日期、性别、种族、身高、体重、地址和病史）

　—社会安全号码验证

　—相关的其他人员（如家庭成员和朋友的名字）

　—受伤地点/伤害类型

　—死因（如推测的/真实的或根本死因）

　—死亡详情（如日期、时间、地点和方式）

　—人类遗骸处理细节

　—人类遗骸保存地点

　—卫生保健人员/应对者详细信息

　—幸存者随访的详细情况

　—人类遗骸的处理程序

（详见能力 6：信息共享）

技能和培训1：在死亡事件的公共卫生应对期间，参加死亡事件管理的公共卫生工作人员应接受有关死亡事件管理计划和程序（如标准操作程序）方面的培训，并了解其作用。

　推荐的培训内容如下：

　—放射恐怖：公共卫生官员工具包：

　　http：//emergency. cdc. gov/radiation/publichealthtoolkit. asp

　　□ 放射性材料污染的尸体处理指南（文件和视频）

　　□ 卫星广播：放射暴露人群监测和去污染的准备

　—供法医及验尸官使用的污染遗体处理指南：

　　http：//thename. org/index. php? option＝com_docman&task＝doc_download&gid＝13& Itemid＝26

设备和技术 1：拥有或者能获得处理、保存和/或处置人类遗骸所需的设备和/或材料。应考虑以下设备：

—便携式 X 线机

—停尸房设备

—尸体解剖用的医疗器械

—辐射测量仪器

—便携式高压灭菌器

—手套、防护服、个人防护设备

—数码相机

—标本容器和防腐剂

—冷藏

—计算机/打印机

—死亡证明

（陈永弟　译）

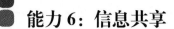

能力 6：信息共享

> 信息共享是在联邦、州、地方、领地和部落等各级政府和私立机构之间进行多地区、多部门的卫生相关信息和事态进展资料交流的能力。这种能力包括常规分享信息，向联邦、州、地方、领地和部落等各级政府和私立机构发布公共卫生预警[76]，以防范、应对公共卫生事件[77]或事故[78-79]。

该能力由具有如下功能的能力所构成：

功能 1：确定信息相关人员

功能 2：确定和制定信息共享的规则和资料要素

功能 3：交流信息以确定常用的操作图

功能 1：确定信息相关人员

确定辖区内与信息交换相关的公共卫生、医疗、司法和其他学科的相关者，并确定与信息交换相关的公共卫生相关者。确定相关者及相互之间获得信息所需的安全级别。

任务

该功能由具有以下任务的能力所构成：

任务 1：在事件发生前或事件发生期间之必要时，要确定辖区内公共卫生、公共安全、私立机构、司法和其他部门的相关者，以确定信息共享的需求。

任务 2：在事件发生前或事件发生期间之必要时，要确定辖区内公共卫生内部的相关者，以确定信息共享的需求。

任务 3：在事件发生前或事件发生期间之必要时，要与选出的官员、确定的相关者（包括跨部门和部门内部）和私立机构领导者协作，促进和确保经常性联系（例如经常召开常委会、网络会议和电话会议）及使用连续性质量改进程序，以确定和重新确定信息共享的需求。

绩效指标

目前，该功能尚无 CDC 确定的绩效指标。

资源要素

注意：辖区必须拥有或能获得优先等级的资源要素。

计划1（优先）：书面计划应包括相关者参与下列事项的程序[80-81]：

—司法

—火灾

—急诊医学服务

—私立卫生保健机构（如医院、诊所、大型合作医疗保健组织和紧急治疗中心）

—信息联合中心

—在州水平：地方卫生部门、部落和领地

—基于功能性作用，拥有或可能需要安全许可的个体

能力六

建议的资源

—FBI-CDC Criminal and Epidemiological Investigation Handbook：
http：//www2a. cdc. gov/phlp/docs/crimepihandbook2006. pdf

—Joint Public Health Law Enforcement Investigations：Model Memorandum of Understanding，created by Public Health and Law Enforcement Emergency Preparedness Workgroup，CDC and Bureau of Justice Assistance：http：//www. nasemso. org/Projects/DomesticPreparedness/decuments/JIMOUFinal. pdf

计划2（优先）：书面计划应包括基于作用的公共卫生目录，用于发送公共卫生预警信息。每个使用者目录应包括以下要素[82]：

—指定的作用

—多种设备的联系信息

—所属机构

建议的资源

—CDC's Public Health Information Network：www. cdc. gov/phin

计划3：书面计划应包括相关者的交流程序，包括召开常委会的频率和要求增加召开会议的方法。

设备和技术1：拥有或者可以获得公共卫生部门每季度更新的联系信息数据库[83]。这个数据库可以是纸质形式，也可以是电子形式。

设备和技术2：拥有或者可以获得获取信息所需的设备，但须获得安全许可。

功能2：确定和制定信息共享的规则和资料要素

为了解事态现状和进展，需确定信息共享所需的最低需求。最低需求包括以下要素：

- 何时应数据共享
- 授权谁来接收数据
- 授权谁来分享数据
- 哪种数据可以共享
- 数据使用和再发布的参数
- 如何进行充分的数据保护
- 法律、法规、隐私和知识产权方面的考虑

任务

该功能由具有以下任务的能力所构成：

任务1：在事件发生前或事件发生期间之必要时，通过公共卫生机构法律协商（并在适当时与其他机构和相应辖区协商），确定目前的司法和联邦制度、法令、隐私相关规定以及其他规定、法律和政策，批准或限制有关应急事件的信息共享。这些法律和政

策包括美国健康保险携带与责任法案（HIPAA）、美国健康信息技术协调办公室政策，美国卫生与人类服务部（HHS）信息管理政策、目前谅解备忘录和协议备忘录的特殊需求。这些法律还可能涉及隐私、公民自由、知识产权和其他实际问题。

任务2： 在事件发生前或事件发生期间之必要时，要确定每个相关者对常规或特殊事件的数据需求。

任务3： 在事件发生前或事件发生期间之必要时，要确定一旦发生就需进行信息交换的公共卫生事件或事故（详见能力3：应急管理协调）。

任务4： 在事件发生前、事件发生期间或事件发生后，利用连续性质量提高系统或有一个程序和校正行动系统来确定和校正未预期到的法律和政策障碍，从而在辖区的公共卫生机构控制下分享事态知晓信息（如校正法律和政策的障碍，从而有机会缩短共享数据的时间）。

绩效指标

目前，该功能尚无 CDC 确定的绩效指标。

资源要素

注意：辖区必须拥有或能获得确定为优先等级的资源要素。

计划1（优先）： 书面计划应包括每个相关者数据交换需求的清单（包括所有相关者使用的常用术语、定义和专业词汇），以根据现有的国家标准来发送和接收数据要素。

计划2（优先）： 书面计划应包括每个相关者的健康信息交换协议，确定交换的决定性因素，并应包括以下要素：
　—异常的聚集性病例或者疾病威胁可致机构关闭（如卫生保健人员或囚犯患病）
　—特殊人群（如种族或族群，或脆弱人群）发病多或出现聚集性病例
　—疾病负担可能远远超过地方医疗和公共卫生资源的承受能力
　—公共卫生实验室有某种发现（如实验室发现一种新病毒），但在临床或其他监测工作中未发现
　—有大量患者出现相似的异常症状
　—多例原因不明的死亡
　—发病率和死亡率高于预期，有相同的症状，用传统的治疗方法无效
　—在邻近地区同时发生聚集性相似疾病
　—受到威胁或收到情报
　—其他辖区的事件可导致地方辖区的危险性增高（如流感大流行警戒水平的提高）。

计划3： 书面计划应包括与确定的相关者（如公共卫生部门间、公共卫生部门内部、医疗、精神/行为卫生和执法）交流的通信程序和协议。

计划4： 书面计划应包括与参与信息共享的机构和相关者签订的谅解备忘录或协议书。

计划5： 书面计划应包括确保辖区履行相应的州和联邦宪法及法规之隐私和公民自由条款的程序（如信息控制和收集计划）。

计划6： 书面计划应包括安全级别许可时（如与联邦调查局和州调查局共享信息时）交换信息的程序和方法。

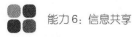

计划	**计划7**：书面计划应包括说明州法律或法规禁止与联邦水平和辖区间交流信息的场合和条件。
	计划8：书面计划应包括一般情况和特殊事件时数据交换的过程和频次，包括根据事件类型、时间阶段以及管辖标准来决定与CDC进行数据交换的频次。
技能和培训	**技能和培训1**：所有公共卫生人员应在信息共享的相关法律和政策以及确保其实施的程序方面接受知晓水平的训练（如数据传输以及个人身份信息的使用）。
设备和技术	**设备和技术1**：信息系统应符合CDC确定的工业或国家系统独立的数据标准。
	设备和技术2：有书面转换说明，将非标准格式或术语转换为联邦政府所接受的交流标准格式。
	建议的资源 ——CDC's Public Health Information Network：www.cdc.gov/phin

功能3：交流信息以确定常用的操作图

将公共卫生机构内的信息与其他确定的各相关者共享，以及在确定的相关者内部共享（包括发送和接收），在数据词汇、储存、传送、安全性和可及性方面采用现有的国家标准[84]。

任务

该功能由具有以下任务的能力所构成：

任务1：在事件发生前和发生期间，参与辖区卫生信息交换或与其合作（如信息联合中心、卫生预警系统等）（详见能力3：应急管理协调）。

任务2：在事件发生前和发生期间，维护信息储存，支持与其他地区和联邦政府的公共卫生实体进行数据交换。根据辖区和联邦政府的格式、词汇和编译码标准来贮存数据（州和地方辖区）。

任务3：在事件发生前和发生期间，根据辖区和联邦政府标准，用编译码来要求获得、发送及接收数据和信息（州和地方辖区）。

任务4：核对信息发送者或信息需求者的可靠性。

任务5：在事件发生前和发生期间，根据情况需要，确认收到信息或公共卫生预警。

绩效指标

目前，该功能尚无CDC确定的绩效指标。

资源要素

注意：辖区必须拥有或能获得确定为优先等级的资源要素。

计划1 (优先)：书面计划应包括制定公共卫生预警信息的方案，包括以下要素[85]：

　　—信息的时间敏感性

　　—公共卫生相关性

　　—目标受众

　　—安全级别或敏感性

　　—行动需求，包括

　　　　☐ 知晓

　　　　☐ 反馈需求

　　　　☐ 采取特殊行动的需求

计划2：书面计划应包括信息系统发展和维护的程序[86]，应考虑以下要素：

　　—数据获得水平的控制和保护

　　—数据结构定义和数据库（结构/非结构数据）的详细说明。结构卫生保健数据应使用最新的相应的联邦标准

　　—数据的所有权

　　—数据质量和数据可靠性

　　—必要时，患者健康信息的安全性和保密性

　　　　☐ 同意、安全和隐私程序

　　　　☐ 访问权限，包括数据发布和再使用的协议

　　　　☐ 数据防盗的其他保护，如编译码、数据丢失和备份存储

　　—确认请求者和不同位点发送数据的认证服务

计划3：辖区书面计划应考虑参与信息交换程序（如联合中心），并应提出下列要素：

　　—明确情报人员需求，优化和指导计划、收集、分析和分发工作

　　—清楚表述在联合过程中涉及的各级政府和部门的作用、责任和需求

　建议的资源

　　　—Health Security Intelligence Enterprise Strategy：

　　　　https：//cs. hsin. gov/HPH/default. aspx

　　　—Public Health and Medical Integration for Fusion Centers：An Appendix to the Baseline Capabilities for State and Major Urban Area Fusion Centers：

　　　　http：//it. ojp. gov/documents/baselinecapabilitiesa. pdf

　　　—Integrating Health Security Capabilities into Fusion Centers：

　　　　https：//cs. hsin. gov/HPH/default. aspx

计划4：书面计划应根据美国老年医疗保险（Medicare）和穷人医疗救助（Medicaid）服务中心（CMS）电子健康记录激励项目规则和其他现有的联邦标准，提出辖区内卫生保健人员如何与电子公共卫生病例报告系统、症状监测系统或免疫接种登记系统交换信息[87]。这些电子信息共享至少包括以下要素：

　　—实验室检测结果的电子共享

　　—免疫接种登记

　　—症状监测数据

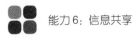

建议的资源

—The Office of the National Coordinator for Health Information Technology：
http：//healthit. hhs. gov/portal/server. pt open＝512&mode＝2&objID＝3006&PageID
＝20401

—CDC's Public Health Information Network：www. cdc. gov/phin

计划 5：书面计划应包括证实收到的信息来自可靠来源的程序。

计划 6：书面计划应包括承认收到信息并得到相关者承认的程序。

计划 7：书面计划应包括一个用以确定有多个人同时收到公共卫生预警信息，并至少有一人负责处理信息的程序。

计划8：书面计划应包括公共卫生预警信息模板。模板包括下列要素[88]：

—题目或标题

—描述

—背景

—要求和建议（要求的行动）

—联系谁

—去何处获得更多信息

—谁负责（如特殊任务）

—各级预警的模板根据不同标准而异

—发布方法

计划 9：书面计划应包括通过谅解备忘录、协议备忘录及其他协议书与数据共享伙伴组织签署信息共享访问协议的模板，并包括以下要素：

—违反许可程序，特别是如果数据没有加密时

—如必须共享潜在的个人身份信息时，需遵守维护美国健康保险携带与责任法案（HIPAA）安全的规则

计划10：书面计划应包括根据公共卫生信息网络制定的信息交换标准与合作者进行标准化电子数据交换的过程。

建议的资源：

—CDC' Public Health Information Network：www. cdc. gov/phin

技能和培训 1：根据公共卫生信息员资格标准（2009 年[89]或更新版本），确保符合辖区公共卫生信息员资格的工作人员来参与卫生信息交换[90]。

（侧栏）计 划

（侧栏）技能和培训

设备和技术 1：拥有或者能获得常规处理每日信息数据传送、应急通知和事态进展的电子系统。当传输个人健康信息或症状监测信息时，系统应符合以下标准[91]：

—可适用联邦政府标准和规范（如通信指南）[92]（详见能力 13：公共卫生监测和流行病学调查）

—可适用与患者隐私相关的法律和标准，包括州和领地法律、美国健康保险携带与责任法案（HIPAA）、经济与临床保健行业保健信息技术法（Health Information Technology for Economic and Clinical Health Act）、美国标准与技术研究院以及国家协调员办公室标准，如：

☐ 根据辖区标准和国家标准（如有国家标准），数据在传输时必须加密[93-94]

☐ 需根据共享的数据类型对数据进行保护，如：

○ 所有数据交换应遵守美国国家标准和技术研究院/联邦政府信息安全管理法案的要求，根据数据敏感性水平（如低、中、高），确保其相应的完整性、保密性和有效性

○ 所有含健康数据（个人身份信息和非个人身份信息）的信息在传输时应在传输层安全和安全套接层加密，并使用与数据敏感性相应的证明（如用户标识符、密码和安全码等）

○ 对于更敏感的数据，应由公共关键机构来认证各部门后进行加密（如相互认证 SSL、XML 加密、NIST FIPS 140-1-适宜加密方案）

☐ 软件储存数据必须可以加密，并且根据数据交换包的情况，有些数据交换需在静止状态时对数据进行加密[95-96]

☐ 数据储存和检索必须遵守个人健康信息的电子交换全国隐私和安全框架（Nationwide Privacy and Security framework For Electronic Exchange of Individually)[97]

☐ 能针对特定使用者的使用时期产生检查日志

—应用最近的安全控制程序对接收系统加打补丁并加以维护（如强大的系统管理员密码政策和抗病毒补丁）

（州和地方辖区）

设备和技术 2：当原来的系统不能用于信息共享和事件的公共卫生预警时，应拥有或能获得备用系统（州和地方辖区）。

设备和技术 3：拥有或能获得交流和预警系统来处理公共卫生预警信息和非紧急信息（州和地方辖区）。

（邹 艳 译）

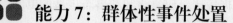

能力 7：群体性事件处置

> 群体性事件处置是指协调伙伴机构，以满足集中安置点内事件受累人群的公共卫生、医疗和精神/行为卫生需求的能力[98]。该能力还包括对正在进行的监测和评估进行协调，以确保根据相关事件的进展而继续满足其卫生需求。

该能力由具有如下功能的能力所构成：

功能 1：确定公共卫生在群体性事件处置中的作用

功能 2：确定群体性事件受累人群的需求

功能 3：协调公共卫生、医疗和精神/行为卫生服务

功能 4：监测群体性事件相关人群的健康

功能 1：确定公共卫生在群体性事件处置中的作用

与应急支持功能♯6、♯8和♯11的伙伴成员、应急管理和其他伙伴机构合作，确定辖区在群体性事件发生期间承担的医疗保健、卫生服务和庇护服务方面的公共卫生任务和责任。

任务

该功能由具有以下任务的能力所构成：

任务 1：发生突发事件后，与应急支持功能♯6、♯8的伙伴机构合作，启动群体性事件应对所需之预先确定的公共卫生服务（如人群监测、环境卫生和安全评估、特需人群的服务可及性，以及去污染需求等）。

绩效指标

目前，该功能尚无CDC确定的绩效指标。

资源要素

注意：辖区必须拥有或能获得优先等级的资源要素。

计划1：书面计划应包括与应急支持功能♯6、♯8和♯11的伙伴机构、应急管理以及其他伙伴机构（如辖区安全官员、灾变应急部队、辐射控制当局、急救医疗服务机构、卫生保健机构、火警服务机构、美国红十字会、联邦应急管理署和动物控制部门等）合作的工作程序，以制定书面的辖区群体性事件处置策略，并说明在大众避难所和功能性需求避难所履行的最低任务和职责。如需要，可包括与伙伴机构签订谅解备忘录、协议备忘录或协议书等。最低任务和职责可包括如下要素：
—提供医疗服务
—提供精神/行为卫生服务
—提供辐射、核与化学品筛查和去污染服务
—人群健康监测的实施与报告
—特需人群的设施可及性评估

—集中安置场所的运行监管、启用和关闭

—集中安置场所使用者登记

—废弃物的清理

—为动物和宠物提供避难服务和照料

—提供环境卫生和安全检查

推荐的资源

—State Radiation Control Programs：http：//www. crcpd. org/Map/RCPmap. htm

（详见能力 8：医学防控用品分发；能力 11：非药物干预；能力 13：公共卫生监测和流行病学调查）

计划2：书面计划应包括满足高危个体功能性需求的程序[99]，必要时可包括与伙伴机构签订的谅解备忘录、协议备忘录或协议书。为高危个体提供的服务应包括但不限于下列要素：

—功能性照护者和医疗服务者

—社会服务

—将通用设计原则应用于标志图样并使之具有可用性

—语言和符号语言的翻译人员

计划3：书面计划应包括向应急管理部门发布事态信息并向伙伴机构发出预警以应对群体性事件的程序。程序和信息应包括以下要素[100]：

—每个机构至少提供一名代表的联系方式

—谁通知机构

—如何通知机构

—接到通知后如何确认已收到

—机构如何确认其参与群体性事件处置

—什么程序可确保在突发事件期间能进行有效的沟通（如通讯录定期更新、定期演习）

（详见能力 3：应急管理协调；能力 6：信息共享）

功能 2：确定群体性事件受累人群的需求

与应急支持能力#6、#8 和#11 的伙伴机构、应急管理以及其他伙伴机构合作，确定事件受累人群的公共卫生、医疗和精神/行为卫生需求。

任务

该功能由具有下列任务的能力所构成：

任务 1：事件发生时，协调应急伙伴机构，利用原有的辖区风险评估、环境资料和卫生人口学资料来确定事件受累地区的人群卫生需求（详见能力 1：社区防范）。

任务 2：事件发生时，协调应急伙伴机构，完成选定的或潜在的集中安置点特殊设施的环境卫生和安全评估。

任务3：事件发生期间，协调应急伙伴机构，确保集中安置点的食品和水质安全性检验（详见能力13：公共卫生监测和流行病学调查）。

任务4：事件发生期间，协调应急伙伴机构，确保在集中安置点登记的人群中开展健康筛查（详见能力10：医疗需求激增事件）。

绩效指标

目前，该功能尚无CDC确定的绩效指标。

资源要素

注意：辖区必须拥有或能获得优先等级的资源要素。

计划1（优先）：书面计划应包括用于避难所环境卫生检查的评估表，该表至少应包括以下要素：

—残障人士的障碍识别

—结构完整性

—设施污染情况（如辐射、核或化学污染）

—充足的卫生设施（如厕所、淋浴器和洗手站）及垃圾清理

—饮用水供给

—充分的通风

—清洁和适宜的食物制作和储藏地点

推荐的资源

—CDC Environmental Health Assessment Form for Shelters：

http：//www. bt. cdc. gov/shelterassessment/

—Federal Emergency Management Agency Shelter Operations Management Toolkit，"Opening a Shelter" section，p. 3-4：http：//www. fema. gov/pdf/emergency/disasterhousing/dspg-MC-ShelteringHandbook. pdf

—CDC Disaster Surveillance Tools：http：//www. emergency. cdc. gov/disasters/surveillance

计划2（优先）：书面计划应包括经初步评估并事先确定的场所名单，并根据潜在事件的大小、范围和性质以及辖区风险评估情况，确定其作为集中安置点的适宜性[101]。

计划3：书面计划应包括进行机构评估的程序和方案，至少包括以下要素：

—联系主要避难所管理机构的程序

—获得评估所需的设备（如辐射探测设备）

—在启用避难所期间何时开展评估

—必要的纠偏措施实施时限

—事件发生后的反复评估（评估需在场所开放后48小时内进行）

推荐的资源

—CDC Shelter Assessment Tool：

http：//www. emergency. cdc. gov/shelterassessment/pdf/shelter-tool-form. pdf

---

计划4：书面计划应包括程序或书面协议，后者包括的谅解备忘录、协议书可采用或修订辖区餐饮服务的规定以满足避难所中食品和饮用水评估的要求，而书面程序可协调对食品或食品来源的评估。计划应包括以下程序：

—保障食品安全

—保障饮用水安全

—保证废水得到有效处理

—确保固体废物处理得当

—确保空气质量得到控制

—确定和评估一般安全问题

—监控后勤、保洁和卫生

—明确和协助处理虫媒控制问题

—监控儿童安全和卫生

—确保提供个人卫生设施（如香皂、热水和洗手液等）

—确保对处理食品的应急伙伴和志愿者提供健康教育

推荐的资源

—U. S. Food and Drug Administration Food Code for regulating restaurants and food services（e. g. , at nursing homes）：http：//www. fda. gov/Food/FoodSafety/RetailFoodProtection/FoodCode/FoodCode2009/default. htm

—Food service standard operating procedures（National Food Service Management Institute NFSMI/U. S. Department of Agriculture）：

http：//sop. nfsmi. org/sop_list. php

—Accidental Radioactive Contamination of Human Food and Animal Feeds：Recommendations for State and Local Agencies，U. S. Food and Drug Administration：

http：//www. fda. gov/downloads/MedicalDevices/DeviceRegulationandGuidance/GuidanceDocuments/UCM094513. pdf

—Red Cross Basic Food Safety Course：

http：//redcrossla. org/training/disaster-services-classes

—Basic Food Safety®，ServSafe：http：//www. servsafe. com/foodsafety/

计划5：书面计划应包括公共卫生机构协调主要服务机构（如应急管理或社会服务机构）的程序，为幼儿、老年人和其他高危人群提供特殊食物以满足其营养需求。

计划6：书面计划应包括将人员转介到集中安置点的卫生机构、医疗机构、专门避难所或其他场所的程序（详见能力6：信息共享；能力10：医疗需求激增事件）。

技能和培训1：拥有或能获得会使用地理信息系统或其他作图系统的技术人员。

技能和培训2：进行避难所安全评估的人员应接受环境卫生和安全评估方面的培训。

推荐的资源

—Federal Emergency Management Agency Environmental Health Training in Emergency Response：http：//cdp. dhs. gov/resident/ehter. html.

技能和培训

—CDC Shelter Assessment Tool Training：

http：//www. emergency. cdc. gov/shelterassessment/training. asp

技能和培训3：培训在册员工，使其可以识别有必要转介到卫生服务机构、专门避难所或医疗机构的需求。

技能和培训4：机构评估培训：http：//www. emergency. cdc. gov/shelterassessment/training. asp

---

设备和技术

设备和技术1（优先）：拥有或能获得在避难所登记期间对人员进行健康筛查的工具。建议的要素如下：

—即时医疗需求

—辅助设备需求

—精神卫生需求

—感觉障碍或其他伤残

—药物治疗

—帮助日常活动的需求

—药物滥用

推荐的资源

—Initial Intake and Assessment Tool（HHS/American Red Cross）：

http：//www. acf. hhs. gov/ohsepr/snp/docs/disaster _ shelter _ initial _ intake _ tool. pdf

—CDC Field Triage Decision Scheme：

http：//www. cdc. gov/fieldtriage/pdf/triage%20scheme-a. pdf

—http：//www. aap. org/disasters/pdf/Standards-Disaster-Shelter-Care. pdf

设备和技术2：拥有或能使用地理信息系统或其他系统（如邮编分类）来确定辖区内高危人群（如养老院、非英语社区和患有慢性疾病的人群）的位置，并与预先确定的避难所和事件受累区域进行比较。

功能3：协调公共卫生、医疗和精神/行为卫生服务

协调伙伴机构，为受累人群提供卫生服务、医疗服务和医疗耗材（如助听器用的电池和大小便失禁用品）以及耐用医疗器械。

任务

该功能由具有以下任务的能力所构成：

任务1：事件发生时，与卫生保健部门合作以确保受累人群在集中安置点或通过集中安置点可享受到医疗、精神/行为卫生服务（详见能力1：社区准备；能力10：医疗需求激增事件）。

任务2：事件发生时，与提供者合作促进事件受累人群获得医疗服务和辅助设施（详见能力8：医学防控用品分发；能力9：医疗物品管理和分发；能力10：医疗需求激增事件）。

任务3：事件发生之必要时，与辖区灾变应急部队或其他主要机构合作，确保开展人群监测和去污染服务，包括建立对可能进入集中安置点的已污染或可能污染（如辐射、核和化学等）者的追踪系统（详见能力3：应急管理协调）。

任务4：事件发生期间，向公众发布和促进公众获得有关群体性事件处置的卫生服务信息（详见能力4：应急公共信息和预警）。

任务5：事件发生期间，与伙伴机构合作，为普通避难所人群中的服务类动物提供留容和保健服务（如医疗保健、满足基本需求和去污染）[102]。

任务6：在事件发生时，与伙伴机构合作，协调确定人类避难所和家庭宠物避难所的安置点。

任务7：事件发生期间和发生后，与急诊医疗服务，地方、州、部族和联邦卫生部门，应急管理机构，州立医院联合会，社会服务和相关非政府组织合作，将事件受累人员转到事件发生前的医疗环境（如以前的医疗保健部门、熟悉的护理机构或居住地）或者其他适用的医疗场所（详见能力10：医疗需求激增事件）。

绩效指标

目前，该功能尚无CDC确定的绩效指标。

资源要素

注意：辖区必须拥有或能获得优先等级的资源要素。

计划1（优先）：书面计划应包括与药物供应者签署的谅解备忘录、协议备忘录或协议书，至少应包括以下要素：
—向药品供应者申请药物
—为集中安置点提供药物
—在集中安置点储存和发放药物
—将个人转介并运送至药店或其他药品供应商

（详见能力8：医学防控用品分发；能力9：医疗物品管理和分发；能力10：医疗需求激增事件）

计划2（优先）：书面计划应包括集中安置点员工规模应变方案，此方案要根据人员数、可用资源、有资质者优先和需对发生的事件采取干预措施的时限而定，至少应包括能提供以下要素的能力：
—医疗保健服务
—精神/行为疾病管理
—环境卫生评估（如食物、水和卫生设施）
—数据收集、监测和分析
—感染控制措施的实施和程序

推荐的资源
—Memoranda of understanding, memoranda of agreement, or letters of agreement with mental/behavioral health specialists to provide mental/behavioral health services to individuals registering at congregate locations (either at congregate locations or through referral)

能力7：群体性事件处置

（详见能力 10：医疗需求激增事件；能力 15：志愿者管理）

计划3（优先）： 书面计划应包括与伙伴机构合作，必要时将普通避难所的人员转介到特需避难所或医疗机构的程序，包括以下程序性要素：

—病例信息转交（如当前状况和医疗设备需求）

—患者转送

（详见能力 10：医疗需求激增事件）

计划4（优先）： 书面计划应包括与伙伴机构合作来监测集中安置点人群的程序[103]，包括但不限于以下程序[104]：

—为暴露的或潜在暴露的人员建立长期健康监测登记册

—对监测集中安置点人员的避难所设施进行分类

—识别、安抚和转介需要紧急医疗服务或去污染的人员

—在辐射事故后，集中安置点中应优先考虑有特殊需求的高危人群（如儿童、老年人和孕妇）

推荐的资源

—Population Monitoring in Radiation Emergencies：

http：//emergency. cdc. gov/radiation/pdf/population-monitoring-guide. pdf

—Radiation Emergency Medical Management：http：//www. remm. nlm. gov/

—Conference of Radiation Control Program Directors State Radiation Control Programs：http：//www. crcpd. org/Map/RCPmap. htm

计划5（优先）： 书面计划应包括集中安置点员工规模应变方案，确保为每个人群监测和去污染岗位至少配备一个后备人员。该人员至少要具备以下技能：

—管理人群监测工作运行的能力

—监测到达者的外辐射污染并对暴露进行评估的能力

—协助开展去污染服务的能力

—评估暴露和内辐射污染的能力

推荐的资源

—Report on Workshop on Operating Public Shelters During a Radiation Emergency：

http：//www. naccho. org/topics/environmental/radiation/index. cfm

—Virtual Community Reception Center：

http：//www. emergency. cdc. gov/radiation/crc/vcrc. asp

—Population Monitoring in Radiation Emergencies：A Guide for State and Local Public Health Partners：

http：//www. emergency. cdc. gov/radiation/pdf/population-monitoring-guide. pdf

—Map of State Radiation Control Programs：

http：//www. crcpd. org/Map/RCPmap. htm

—Radiation Emergency Assistance Center Training：

http：//orise. orau. gov/reacts/

计划6：书面计划应包括与医疗物品/设备供应商签订的谅解备忘录、协议备忘录或协议书，包括但不限于以下要素：

—为集中安置点提供物品和设备的程序

—在群体性事件应对期间对设备的管理责任

—不再需要时将设备退还给供应商的程序

计划7：必要时，书面计划应包括与相关伙伴机构（如灾变应急部队、辐射控制当局和应急医疗服务机构）合作，负责集中安置点人员去污染的程序。程序应包括但不限于以下要素：

—与经去污染培训的机构合作

—在集中安置点建立去污染站，包括有无障碍设施的去污染站

—将去污染物品（如淋浴设备、收集可能受污染物品的塑料袋、药品和医疗物品）配送到集中安置点

—污染物品的移除或储存应远离集中安置点人群

（详见能力11：非药物干预）

计划8：书面计划应包括与动物看护的相应机构（如看护动物培训者、动物卫生委员会和国家兽医应急小组）签订的动物看护协议，以帮助对集中安置点看护动物进行特殊护理。

计划9：书面计划应包括与相应机构（如看护动物培训者、动物卫生委员会和国家兽医应急小组）合作的程序，以利于集中安置点的动物庇护和看护。计划应包括但不限于以下要素：

—预先确定地点作为小型和大型宠物的临时避难所

—对指定的动物避难所所需的食品、水、寝具和其他设备应有预先准备的合同

—联合开展动物医疗评估的协议（如伤害、危险品暴露和疾病）

—动物检疫计划

—通过合同或其他机制，预先安排好辖区兽医的支持（如来自兽医教学医院、辖区动物应急小组和动物日托中心）

推荐的资源

—American Veterinary Medical Association，Emergency Preparedness and Response，http：//www.avma.org/disaster/emerg_prep_resp_guide.pdf

计划10：书面计划应包括集中安置点动物的去污染程序，包括为主人提供对宠物实施去污染的清洗服务站点。

技能和培训1：对群体性事件应对者进行辐射防护培训。

推荐的资源

—CDC's Radiation Emergency Training and Education：http：//emergency.cdc.gov/radiation/training.asp

技能和培训

技能和培训 2：参与动物管护服务的人员应接受以下培训：

—Federal Emergency Management Agency Animals in Disaster—Module A：Awareness and Preparedness（IS10）http：//www. training. fema. gov/emiweb/Is/is10. asp and Animals in Disaster—Module B：Community Planning（IS11）http：//training. fema. gov/EMIWEB/IS/IS11. asp

—Humane Society of the United States，2009 Disaster Training Program：http：//www. hsus. org/hsus_field/hsus_disaster_center/disaster_training_dates_2007. html

功能 4：监测群体性事件相关人群的健康

连续监测与健康相关的群体性事件，确保随着事件应对的进展，健康需求也持续得到满足。

任务

该功能由具有以下任务的能力所构成：

任务 1：事件发生期间，与伙伴机构合作，监测相关机构的环境卫生与安全，包括污染（如辐射、核、生物性或化学性）排查，并确保任何已明确的缺陷能得到纠正。

任务 2：事件发生期间，在集中安置点进行监测，以确定群体性事件受累人群中疾病、伤害和暴露的病例（详见能力 13：公共卫生监测和流行病学调查）。

任务 3：事件发生期间，确定并更新健康需求，并将其作为机构/辖区了解事态发展的部分。必要时，可参照这些需求通过公共卫生事件管理系统向地方、州、区域或联邦部门寻求额外的援助（详见能力 3：应急管理协调）。

任务 4：事件结束后，与伙伴机构合作，必要时根据突发性事件情况降低其卫生应对级别，包括建立和执行卫生资源遣散计划（详见能力 3：应急管理协调；能力 10：医疗需求激增事件）。

绩效指标

目前，该功能尚无 CDC 确定的绩效指标。

资源要素

注意：辖区必须拥有或能获得优先等级的资源要素。

计划1（优先）：书面计划应包括持续对避难所人群进行卫生监测的程序，包含以下要素：

—确定或制订群体性事件监测表或程序

—确定何时开始监测的标准

—与伙伴机构（如红十字会）的活动协调合作，开展卫生监测计划

（详见能力 14：公共卫生监测和流行病学调查）

计划2（优先）：书面计划应包括灾害监测表（包括主动监测表和机构 24 小时报表）的模板。

推荐的资源

— CDC Public Health Assessment and Surveillance After a Disaster：
http：//www. emergency. cdc. gov/disasters/surveillance/pdf/CASPER_toolkit_508％
20COMPLIANT. pdf

— Active Surveillance form，Natural Disaster Morbidity Surveillance Individual Form：
http：//www. emergency. cdc. gov/disasters/surveillance/pdf/NaturalDisasterMor-
biditySurveillanceIndividualForm. pdf

— Facility 24-hour Report Forms，Natural Disaster Morbidity Surveillance Tally
Sheet：http：//www. emergency. cdc. gov/disasters/surveillance/pdf/NaturalDisas-
terMorbiditySurveillanceTallySheet. pdf

— Facility 24-hour Report Forms，Natural Disaster Morbidity Surveillance Summary
Report Form：http：//www. emergency. cdc. gov/disasters/surveillance/pdf/
NaturalDisasterMorbiditySurveillanceSummaryReportForm. pdf

计划3：书面计划应包括遣散程序，包括但不限于以下要素[105]：

—告知相关机构遣散的程序

—不再需要时设备回收和归还的责任/协议

—接到关闭庇护所的通知后，终止突发性事件卫生服务的时限

（详见能力 3：应急管理协调）

设备和技术 1：拥有或能获得电子数据库或其他数据存储系统，至少应记录卫生需求的类型和需要的人数，以及利用群体性事件卫生服务设施的人员处理情况（如住院或居家）。

（仝振东　译）

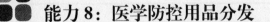

能力 8：医学防控用品分发

医学防控用品分发是指按照公共卫生指南和/或建议向某特定人群分发医学防控用品（包括疫苗、抗病毒药物、抗生素、抗毒素等）以支持治疗或药物预防（口服药物或疫苗接种）的能力。

该能力由具有如下功能的能力所构成：

功能 1：确定和启动医学防控用品分发策略
功能 2：接收医学防控用品
功能 3：启动分配程序
功能 4：对特定人群分发医学防控用品
功能 5：不良反应事件报告

功能 1：确定和启动医学防控用品分发策略

联络和协调伙伴组织，根据确定的病原体或暴露情况，在突发事件相应的时间框架内，确定其作用和责任。

任务

该能力由具有如下任务的能力所构成：

任务 1：在突发事件发生前和发生期间之必要时，聘请包括联邦机构伙伴者在内的事件专题专家（如流行病学、实验室、放射学、化学及生物学方面的专家），并根据辖区风险评估，针对最可能发生的事件确定最适合的、并可获得的医学防控用品（详见能力 12：公共卫生实验室检测；能力 13：公共卫生监测和流行病学调查）。

任务 2：在突发事件发生前和发生期间之必要时，根据突发事件实际情况聘请私立机构以及地方、州、地区和联邦伙伴机构，以明确和承担所要求的应对职责（详见能力 3：应急管理协调；能力 15：志愿者管理）。

绩效指标

目前，该功能尚无 CDC 确定的绩效指标。

资源要素

注意：辖区须拥有或能获得优先等级的资源要素。

计划 1（优先）：书面计划应包括标准操作规程，为确定突发事件或潜在突发事件所需的医学防控用品提供指导。下列要素应予以考虑：

—突发事件波及的人数及地点，包括收集和分析辖区人群的医学及社会人口学信息的过程，为突发事件期间提供所需的医疗类型、耐用型医疗设备或医疗消耗品，包括满足高危人群功能性需求所需的物品制订计划[106]；

—导致突发事件的病原体或原因（详见能力 12：公共卫生实验室检测）

—事件的严重程度

—潜在的医学防控用品（详见能力13：公共卫生监测和流行病学调查）

—建立分发医学防控用品的时间表

—人事安排和人员配置

建议的资源

—CDC Emergency Preparedness and Response：http：//emergency. cdc. gov

—Federal Emergency Management Agency National Response Framework Incident Annexes：http：//www. fema. gov/emergency/nrf/incidentannexes. htm

—Radiation Emergency Medical Management website：http：//www. remm. nlm. gov

—CDC Radiation Emergency website（medical countermeasures）：http：//emergency. cdc. gov/radiation/countermeasures. asp

—Management of Persons Contaminated with Radionuclides Handbook：http：//www. ncrponline. org/Publications/161press. html

—Medical Management of Radiological Casualties Handbook, Second Edition：http：//www. afrri. usuhs. mil/www/outreach/pdf/2edmmrchandbook. pdf

—Conference of Radiation Control Program Directors：www. crcpd. org

计划2：书面计划应由辖区层面多学科计划小组制定，该小组应定期举行会议，邀请应对公共卫生或突发事件的代表参加[107-108]。计划小组成员应包括下列机构：

—公共卫生部门

—辖区应急管理部门/国土安全办公室

—执法部门

—私营企业（包括药品）

—应急医疗服务机构（包括公立和私立）

—医院和诊所

—医学专业组织

—军事设施

—城市医疗应对系统的参与机构

—志愿者组织（如红十字会和救世军）

—辐射特别组织（如美国环境保护署或州环境保护局的辐射控制项目）。（辐射控制项目主任会议提供了州辐射控制项目清单，见 http：//www. crcpd. org/Map/RCP-map. html）

—私营机构，如供应链和包裹递送服务商（如美国邮政局、UPS、FedEx 和 DHL）

—美国卫生和人类服务部地区应急协调员

计划小组应定期会晤，以回顾医学防控用品分发计划，并确保各成员了解自己的作用和责任。会议应包括以下要素：

—明确作用和责任

—签署协议（详见能力1：社区防范；能力3：应急管理协调）

技能和培训 1：参与调配工作的人员应了解辖区医学防控用品分发的需求、计划和程序。

—CDC Emergency Use Authorization Online Course：

http：//emergency. cdc. gov/training/eua/index. html

—Receiving，Distributing，and Dispensing Strategic National Stockpile Assets，A Guide for Preparedness，version 10. 02，Chapter 12：Dispensing Oral Medication：

https：//www. orau. gov/snsnet/guidance. htm

技能和培训 2：参与调配工作的人员应了解和知道应对组在突发事件期间分发医学防控用品的作用和程序，建议进行以下培训：

—Division of Strategic National Stockpile（DSNS）in CDC's Office of Public Health Preparedness and Response（详见能力 9：医疗物品管理和分发）

☐ DSNS extranet：http：//emergency. cdc. gov/stockpile/extranet（访问需密码）

☐ Key Differences for State and Local Planners（DSNS Emergency Use Authorization Guidance）：https：//www. orau. gov/snsnet/guidance. htm

☐ Partnering with Federal Agencies：Closed Point Of Dispensing Option（DSNS）：https：//www. orau. gov/snsnet/closedpod. htm

☐ Taking Care of Business：An Introduction to Becoming a Closed Point of Dispensing（DSNS）：https：//www. orau. gov/snsnet/resources/videos/TCB Video. htm

☐ Hospitals，Treatment Centers，and Public Health：Partners in Emergency Planning and Response（DSNS）：https：//www. orau. gov/snsnet/av/HTC PHP. htm

—军事

☐ Public Health Emergency Management With the Department of Defense：

http：//www. dtic. mil/whs/directives/corres/pdf/620003p. pdf

设备和技术 1：拥有或能访问报告系统。该系统应包括以下要素：

—可受命将接收、分拣和贮存仓库中的医疗物品分发到调配点或治疗场所

—可向应急管理中心报告有关分发和调配活动的情况，如货物接收、库存水平、额外资产需求、提供的方案数及任何未能解决的问题

—要求得到额外物资时需通过什么系统实现（如电子邮件、电话、传真或广播信息）、如何实现以及向哪里申请（详见能力 6：信息共享）。

功能 2：接收医学防控用品

确定调配点和/或中间分发点[109]并进行准备，以便针对病原体或在暴露相应时间框架内接受医学防控用品。

任务

该功能由具有以下任务的能力所构成：

任务 1：清点现辖区医学防控用品库存清单，评估其可以在多大程度上满足突发事件处置的需要（以州和地方行政辖区作为对象）（详见能力 9：医疗物品管理和分发）。

任务 2：根据突发事件处置需要及相关程序，向私人、辖区和/或联邦合作机构要求提供额外的医学防控用品（详见能力 9：医疗物品管理和分发）。

任务 3：必要时根据突发事件处置的需要，确定和公布所有物资中间分发点（详见能力 9：医疗物品管理和分发）。

绩效指标

目前，该功能尚无 CDC 确定的绩效指标。

资源要素

注意：辖区须拥有或能获得优先等级的资源要素。

计划1（优先）：书面计划应包括要求额外医学防控用品的方案，包括与州/地方合作机构签订的谅解备忘录或其他协议书。应考虑以下要素：

—评估当地库存产品/医学防控用品库存

—确定当地药物和医疗物品批发商

—确定决策矩阵，用来指导在当地物品用完后要求额外医疗物品的过程。决策矩阵应考虑斯塔福法案（Stafford Act）及美国卫生和人类服务部地区应急协调员的要求

—如果辖区决定购买医学防控用品，应符合相关的法规标准（遵守美国食品药品管理局标准，包括现有的药品生产和管理规范，在美国禁毒署有合法登记并负责医学防控用品的资金筹措和跟踪）。

建议的资源

—U. S. Food and Drug Administration Current Good Manufacturing Practices/Compliance：http：//www. fda. gov/Drugs/GuidanceComplianceRegulatoryInformation/Guidances/ucm064971. htm

计划2：书面计划应包括医学防控用品存储的程序和方案。应着重考虑以下内容：

—CDC 国家战略性储备方案的技术协助审核对接收医学防控用品的建议

—存储应维护受控药品的清洁和包装

—存储对冷链管理和冗余系统的考虑

—接收疫苗的场所必须符合辖区疫苗供应机构协议的要求

设备和技术 1：拥有或能获得接收和管理库存物品的系统（包括硬件和软件系统），该系统可用人工或自动操作[110]。

—系统至少可跟踪到药物名称、国家药品编码、批号、调配点或治疗地点以及库存结存数清单

—系统必须建立一个备份，可以是库存管理软件、电子表格或纸质文件

设备和技术 2：拥有或能获得接收医学防控用品所需的设备。

—物资搬运设备（如托盘搬运车、手推车/小轮手推车、铲车）

—主要的和备用的冷链管理设备（如冰箱和温度计）

—辅助医疗用品

—后勤物品

确保有足够的人员、技术和空间等资源来启动物品调配程序以支持应对[111]，并将医学防控用品用于预防和/或治疗。

任务

该功能由具有以下任务的能力所构成：

任务 1：必要时启用调配策略、调配地点、调配方式和其他方法，以达到与目标人群相匹配的调配目标。

任务 2：调动数量充足的人员，以达到与目标人群相匹配的调配目标（详见能力 15：志愿者管理）。

任务 3：必要时根据突发事件处置的需要，建立向公共卫生应对人员、关键的机构人员及其家庭成员提供医学防控物品的机制（详见能力 14：应对者安全和健康）[112]。

任务 4：必要时应为调配机构制定特别针对现场的安全措施（详见能力 9：医疗物品管理和分发）。

任务 5：向公众发布有关物资调配的信息，包括地点、可获得的时间及分配方式（详见能力 4：应急公共信息及预警）。

注意：州行政辖区可望通过地方社区来确保完成任务 1 到任务 5。

绩效指标

该功能的 CDC 确定的绩效指标如下：

指标 1：混合绩效指标来自 CDC 公共卫生防范和应对办公室的国家战略性储备处（DSNS）。

该指标可参见 DSNS 外联网：http://emergency.cdc.gov/stockpile/extranet（访问需密码）。

资源要素

注意：辖区须拥有或能获得优先等级的资源要素。

计划1（优先）：书面计划应包括书面协议（如协议备忘录、谅解备忘录、互助协议或其他协议书），以便在医学防控用品分配活动期间获得所需的共享资源、设备、服务和其他支持[113]。

计划2（优先）：书面计划应包括管理启动调配方式的程序和协议[114-115]。

——确定需启动的多种调配方式取决于突发事件的特点（如确定的人群以及病原体/暴露的类型）。需考虑下列要素：

☐ 传统的公共卫生运行情况（如开放式的分配点）

☐ 私立机构（如封闭式的分配点）

☐ 药房

☐ 卫生人员办公室和诊所

☐ 军队/部族

☐ 囚犯

□ 辖区批准的其他分配形式

—与调配点签订告知协议书。调配点应提供下列信息：

　　□ 调配点名称或标志

　　□ 需求评估（计划到调配点的人数）

　　□ 所需的调配能力

　　□ 一个轮班所需的工作人员数

　　□ 不同工作人员的班次数

　　□ 工作人员可用状况

　　□ 在整个突发事件期间运行分配点所需的员工总数

—高危个体功能性需求计划（如为残疾人提供轮椅）

—对当权者提出问题的法律和责任分配方面的困难，可进行确定、评估、排序和沟通，并考虑下列要素：

　　□ 治疗的临床标准

　　□ 许可

　　□ 志愿者的民事责任

　　□ 私立机构参与者的责任

　　□ 调配物品所需的财产权

建议的资源

—Receiving, Distributing, and Dispensing Strategic National Stockpile Assets：A Guide for Preparedness, Version 10.02, Chapter 12：Dispensing Oral Medications：https：//www.orau.gov/snsnet/resources/SNSPlanningGuideV10.02.pdf

计划3： 书面计划应包括调配点的安全措施、工作程序和方案[116-117]。应考虑下列要素：

—安保人员的启用和识别[118-119]；

—调配点财产的保护

—调配点人员的保护

—调配地区及周围的交通管制

—调配地区及周围的人群管制

—与法律和应急管理部门的密切配合

建议的资源

—CDC Strategic National Stockpile Technical Assistance Review，Section 6：https：//www.orau.gov/snsnet/guidance.htm

计划4： 必要时，书面计划应包括一些以前确定的私立伙伴机构清单，以作为私立机构来分发物品。书面标准操作程序应根据突发事件实际情况及私营机构分配点申请医学防控用品的方式，为公共卫生与私立机构分发点沟通合作的时间和方式提供指导[120-121]。

计划5： 书面计划应包括提前确定的交流信息，包括用于新突发事件的一系列信息。信息可根据辖区方案，由联邦-州-地方协调制定[122-126]（详见能力4：应急公共信息和预警）。

建议的资源
—Strategic National Stockpile Public Information and Communication Resources：https：//www. orau. gov/snsnet/functions/PIC. htm
—Receiving，Distributing，and Dispensing Strategic National Stockpile Assets：A Guide for Preparedness，Version 10. 02，Chapter 6：Public Information and Communications：https：//www. orau. gov/snsnet/resources/SNSPlanningGuideV10. 02. pdf
—CDC Strategic National Stockpile Technical Assistance Review，Section 5：https：//www. orau. gov/snsnet/guidance. htm

设备和技术 1：拥有或能获得分发医学防控用品所需的物品，包括下列各项：
—分发点的物资搬运设备（如托盘搬运车、手推车/小轮手推车、铲车）
—冷链管理设备
—个人防护用品
—辅助医疗用品
—后勤物品
—必要时需有专业器材（如儿童体重秤、儿童配方混合器及 Broselow 测量带）

设备和技术 2：拥有或能获得支持建立人员聘用模式的系统。建议用下列模型作为考虑的原型。
—Real Opt 系统：http：//www2. isye. gatech. edu/medicalor/research. htm♯realopt；
—生物恐怖和流行暴发应对模型，见：http：//www. ahrq. gov/research/biomodel. htm
（详见能力 15：志愿者管理）

功能 4：对特定人群分发医学防控用品

根据公共卫生指南和/或对可疑或确定的病原体或暴露的建议，向目标人群中的个体提供医学防控用品。

任务

该功能由具有以下任务的能力所构成：

任务 1：维护调配点库存管理系统，以跟踪调配点现有医学防控用品的数量和类型。

任务 2：对个人进行筛检和分类，如调配点提供一种以上医学防控用品时，要决定以哪种医学防控用品分发给个体最为合适（详见能力 10：医疗需求激增事件）。

任务 3：分发印好的有关药物/疫苗信息的资料，包括如何报告不良反应事件的说明书。

任务 4：监测调配点的工作量，必要时调整人员与物品，以达到与目标人群相适应的调配目标。

任务 5：记录医学防控用品分发情况，至少应包括产品名称、批号、分发日期及分发地点（如地址和邮政编码）。

任务 6：在突发事件发生期间向辖区当局每周至少报告一次库存量和分发信息，但根据事件的需求，可适当增加频次。

 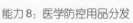

任务7：根据辖区政策，在辖区卫生系统内处理好未使用的医学防控用品。

注意：州行政辖区可望确保通过地方社区完成任务1到任务7。

绩效指标

该功能的 CDC 确定的绩效指标如下：

指标1：混合绩效指标来自 CDC 公共卫生防范和应对办公室下属的国家战略性储备处（DSNS）。

该指标可见于 DSNS 外联网：http：//emergency.cdc.gov/stockpile/extranet（访问需密码）。

资源要素

注意：辖区须拥有或能获得优先等级的资源要素。

计划1（优先）：书面计划应包括确保医疗防护用品分发给目标人群的程序和方案[127]。

— 应制订筛查患者并对其进行分类的方案，同时考虑评估患者特征（如年龄、体重、临床特征、现病史、药物或食品过敏史，辐射暴露时间及持续时间、身体或衣物上的放射性污染、身体吸收的放射性物质，放射性同位素的种类，体外或体内污染的消除情况等），以确定需分发的医疗防护用品

— 必要时应确保接受者的永久性病历（日志/档案）提示下列信息：

　☐ 分发医学防控用品的日期

　☐ 有关医学防控用品的信息至少包括产品名称、国家药物管理局文号及产品批号

　☐ 分发医学防控用品人员的姓名和住址。联邦分配法要求：分发者姓名/住址、处方号、处方日期、处方医生姓名、患者姓名（如处方上有填写则记录之）、使用说明及注意事项

　☐ 分发的信息声明（如预先印制好的药物说明书）的版本日期

— 确保接受医学防控用品者获得相应的说明单

— 数据录入协议，向州或联邦机构报告总体数据。应考虑人口统计学资料（如性别、年龄组以及是否为高危个体）和分发信息（如医学防控用品名称、分发地点和日期）

计划2：书面计划应包括医学防控用品储存、分配、清理或未用回收的协议，包括在辖区卫生系统中储存和/或分发期间维护医学防控用品完整性的计划。

计划3：书面计划应包括获得突发事件所需的额外人员和物品的方案（详见能力15：志愿者管理）。

计划4：书面计划应包括分发模式的安全措施、程序和方案[128-129]。应考虑如下要素：

— 启用和识别安保人员[130-131]

— 保护调配点财产

— 保护调配点人员安全

— 调配点及其周围的交通管制

— 调配点及其周围的人群管理

— 配合相关法律和应急管理

建议的资源

— CDC Strategic National Stockpile Technical Assistance Review，Section 6：https：//www.orau.gov/snsnet/guidance.htm

---

技能和培训1：对公共卫生人员进行辖区医学防控用品分发系统（如注册或数据库）和库存管理方案的培训[132-133]。

　　—由州或地方辖区进行医学防控用品分发培训

　　—CDC公共卫生防范和应对办公室的国家战略性储备处的外联网：

　　　http：//emergency.cdc.gov/stockpile/extranet（访问需密码）

　　—国家县市卫生官员协会高级实践操作工具包：http：//www.naccho.org/toolbox/

设备和技术1：医学防控用品说明书（如药物或疫苗说明书）。应考虑目标人群的规模及其所用语言。

设备和技术2：应急使用授权（Emergency Use Authorization）中所要求的需要分发给受领者的医学防控用品的数据表和说明书。

设备和技术3：拥有或能获得跟踪分发和管理库存的系统。该系统可以是手工形式或自动形式[134-135]，且必须以软件、电子表格或纸质形式进行备份。

功能5：不良反应事件报告

不良反应事件报告（如医学防控用品不良反应）来自于个人、卫生保健人员或其他来源。

任务

该功能由具有如下任务的能力所构成：

任务1：启动个人和卫生保健人员向卫生部门报告不良反应事件的机制（详见能力6：信息共享）。

任务2：根据辖区协议，向辖区和联邦机构报告不良反应事件数据（详见能力6：信息共享）。

注意：任务1和任务2适用于所有各级辖区，各州可望通过地方社区来确保完成任务1和任务2。

绩效指标

目前，该功能尚无CDC确定的绩效指标。

资源要素

注意：辖区须拥有或能获得优先等级的资源要素。

计划1（优先）：书面计划应包括管理不良反应事件报告的程序和方案[136]。计划应包括以下项目：

　　—开展指导和信息交流/活动，无论怀疑何种原因，均应阐明不良反应事件报告的重要性

　　—确保个人接受有关使用医学防控用品后发生潜在不良反应事件的信息单以及知晓报告不良反应事件的程序

计划

—收到不良反应事件报告时对其分类的方案

—方案应记录收到不良反应事件报告的时间。记录不良反应事件所需的信息，包括以下内容：

□ 患者、卫生保健人员和报告者的人口统计学资料

□ 不良反应事件

□ 相关的诊断检测/实验室数据

□ 恢复情况

□ 收到的疫苗/药物信息，包括收货地点、日期、疫苗或药物类型、批号及剂数

—利用现有的联邦和辖区不良反应事件报告系统、程序和方案

计划2： 书面计划应包括与其他实体（如机构和辖区）订立的协议备忘录、谅解备忘录、互助协议、协议书和/或合同，以支持相关活动，共享应对、报告和/或调查不良反应事件所需的资源、设施、服务和其他潜在的支持（详见能力1：社区防范）。

技能和培训

技能和培训 1（优先）： 公共卫生人员应接受联邦及其辖区不良反应事件报告系统、程序和方案方面的培训。

建议的培训系统包括：

—医学观察（MedWatch）：
https：//www. accessdata. fda. gov/scripts/medwatch/medwatch-online. htm

—疫苗不良反应事件报告系统：https：//vaers. hhs. gov

—美国食品药品管理局的不良反应事件报告系统：http：//www. fda. gov/Drugs/GuidanceComplianceRegulatoryInformation/Surveillance/AdverseDrugEffects/default. htm

—药物滥用警报网：https：//dawninfo. samhsa. gov/default. asp

设备和技术

设备和技术 1： 能访问国家不良反应事件报告系统。现行的国家系统包括：

—疫苗不良反应事件报告系统：https：//vaers. hhs. gov

—美国食品药品管理局的不良反应事件报告系统：http：//www. fda. gov/Drugs/GuidanceComplianceRegulatoryInformation/Surveillance/AdverseDrugEffects/default. htm

—药物滥用警报网：https：//dawninfo. samhsa. gov/default. asp

（陈 晟 译）

能力9：医疗物品管理和分发

> 医疗物品管理和分发是指在突发事件期间获得、维持（如冷链储存或其他存储草案）、运输、分发和跟踪医疗物品（如药物、手套、面罩和呼吸机），以及在事故后必要时收回未用的医疗物品并说明理由的能力[137]。

该能力由具有如下功能的能力所构成：

功能1：指挥和启动医疗物品管理与分配

功能2：获得医疗物品

功能3：维护并更新库存管理和报告系统

功能4：确立和维护安全

功能5：分发医疗物品

功能6：回收医疗物品和撤销分配活动

功能1：指挥和启动医疗物品管理与分配

当对突发事件的处理超过辖区正常供应链能力时，要协调后勤运行和医疗物品需求，包括支持与启动接收和/或运送额外医疗物品时分段运行。并应根据事件指挥官的要求，与辖区应急管理部门协作来完成这项工作。

任务

该功能由具有以下任务的能力所构成：

任务1：突发事件发生前，根据事件规模大小与持续时间来确定接收地。

任务2：突发事件发生前，确定来自商业和/或政府的运输资产并建立运输资产清单。

任务3：突发事件发生前或事件发生期间之必要时，确定并联系辖区内医疗物品供应商和销售商，以评估资源可获得性和可能的销售困难（如物资运输通过的地区受限）。

任务4：突发事件发生前或事件发生期间之必要时，确定接收地的人员需求（人员数量和技能）（详见能力15：志愿者管理）。

任务5：在突发事件期间，通过收集有关物资可获得性的数据，来监控在提供支持的医疗卫生相关机构和组织中的医疗物品存量，每周至少一次，并可根据突发事件处置的需要增加频次（详见能力10：医疗需求激增事件）。

任务6：在突发事件期间，根据突发事件指挥官的要求和事件需要，启用接收地[138]（详见能力3：应急管理协调）。

任务7：在突发事件期间，根据突发事件指挥官的要求和事件需要，从先前确定的运输资产清单中选择运输资产。

绩效指标

该功能的美国CDC确定的绩效指标如下：

指标1：综合性绩效指标来自美国CDC公共卫生应急防范与应对办公室的国家战略性储备处（DSNS）。

该指标可在 DSNS 外联网查到：http：//emergency.cdc.gov/stockpile/extranet（访问需密码）。

资源要素

注意：辖区须拥有或能获得优先等级的资源要素。

计划1（优先）：书面计划应记录根据联邦国家战略性储备建议考虑的原有接收点和备用接收点[139-140]。书面计划应包括下列要素：
— 接收点类型（商业机构还是政府部门）
— 接收点的实际地址
— 24 小时联系的电话号码
— 工作时间
— 现场处理设备库存和事件发生时需要采购和/或交付的最少物资清单[141-142]
— 现场办公设备库存和事件发生时需要采购和/或交付的最少物资清单[143-144]
— 现场贮存设备库存（如冰箱和冰柜）和事件发生时需要采购和/或交付的最少设备/物资清单

计划2（优先）：书面计划应包括运输策略[145-146]。如果公共卫生部门使用自己的车辆运输设备，则计划应包括冷链管理程序（如果事件需要）。如果公共卫生部门使用外部交通工具运输，则应有启动运输协议（如合同、谅解备忘录、正式书面协议和/或其他协议书）的书面程序。运输协议至少应包括以下要素：
— 供应商类型（商业机构还是政府部门）
— 车辆类型与数量，包括车辆承载能力和车辆状况
— 驾驶员类型与数量，包括驾照
— 辅助人员类型与数量
— 供应商的应对时间
— 供应商维持冷链的能力（如果事件需要）
此外，公共卫生部门应有与外部运输供应商联系的书面证明[147-148]。联系的证明可以是签署的运输协议或与特定供应商商定的运输计划之文件。

计划3（优先）：书面计划应包括医疗卫生机构和组织向公共卫生部门报告有关医疗物品存量的方案，报告每周至少一次，但有可能更频繁（详见能力 6：信息共享）。

计划4：书面计划应包括辖区内医疗物品供应商和销售商的清单与联络点。

计划5：书面计划应包括收集和分析辖区人群的医学和社会人口学信息的程序，以便制定突发事件期间可能需要提供的药品类型、耐用性医疗物品或医疗耗材，包括高危人员功能性需求所需的用品之计划[149]（详见能力 1：社区防范）。

计划6：书面计划应包括启用人员的程序，并应考虑到：
— 人员标记的程序[150-151]
— 人员培训程序，包括提供即时训练的工作行动表[152]
— 必要时请求辖区外增加人员的程序[153]（详见能力 15：志愿者管理）

计划7：书面计划应包括关键相关机构（包括分发场所、治疗地点、中间分发点和/或最终分发点的联系点）清单以及启动医疗物品管理和分配并通知这些相关机构的协议。书面计划也应包括相关机构向卫生部门请求医疗物品的方案[154-156]。

技能和培训 1：公共卫生人员应了解其在紧急应对中的作用。

建议的资源

—Federal Emergency Management Agency Emergency Support Function ♯8 – Public Health and Medical Services (IS-808)：

http：//training. fema. gov/EMIWeb/IS/IS808. asp

—Public Health Worker Competencies for Emergency Response，by K. Gebbie and J. Merrill. 2002. J Public Health Management Practice. 8（3）73-81.

技能和培训 2：参与医疗物品分配和管理工作的公共卫生人员应了解下列内容，并应有工作行动表[157-160]：

—后勤[161]

—安全协调

—接收点领导人（必要时）

—分发领导人（必要时）[162-163]

建议的资源

—Receiving，Distributing，and Dispensing Strategic National Stockpile Assets：A Guide for Preparedness，version 10. 02，August 2006：

https：//www. orau. gov/snsnet/resources/SNSPlanningGuideV10. 02. pdf

—Strategic National Stockpile Conferences and Training：

https：//www. orau. gov/snsnet/conferences. htm

设备和技术 1：拥有或能获得运输和分发医疗物品的运输资源。

设备和技术 2：拥有或能获得协调医疗物品分配的协调操作系统。

功能 2：获得医疗物品

从辖区内储存处获取医疗物品，必要时向辖区、私立、地区或联邦的伙伴组织请求物资。

任务

该功能由具有以下任务的能力所构成：

任务 1：根据国家突发事件管理系统标准和事件的需求，请求和接收来自辖区、私立、地区或联邦合作伙伴的医疗物品。

任务 2：在获得与存储期间，要根据制造商的要求，来维护医疗物品的完整性[164]。

绩效指标

该功能的美国 CDC 确定的绩效指标如下：

指标 1：综合性绩效指标来自美国 CDC 公共卫生应急防范与应对办公室的国家战略性储备处（DSNS）。

该指标可在 DSNS 外联网查到：http：//emergency. cdc. gov/stockpile/extranet（访问需密码）。

资源要素

注意：辖区必须拥有或能获得优先等级的资源要素。

计划1（优先）：书面计划应包括请求医疗物品（初次请求和再供应请求）的程序，包括必要时与州和地方伙伴机构签订的谅解备忘录和互助协议[165-167]。这些计划应考虑下列要素：

—评估地方库存/医疗防控用品储备[168]

—确定地方药品和医疗用品批发商

—评估资产所需的启动指标、临界值和验证策略以指导决策[169-172]

—通过应急管理协助合同请求医疗防控用品的程序

—向联邦层面请求医学防控用品的程序，应考虑到：

  □ 斯塔福德法案（Stafford Act）与非斯塔福德法案的声明

  □ 国家紧急法案

  □ 协调联邦与州层面的资源，包括 CDC 与州签订的谅解备忘录[173]

  □ 发生突发事件期间之必要时，美国卫生和人类服务部地区应急协调员的作用，见：http：//www. phe. gov/Preparedness/responders/rec/Pages/contacts. aspx

—提出医学防控用品请求的程序[174]

—如果站点决定购买自用的医学防控用品，要符合法规标准（如遵守美国食品药品管理局的标准［如现行的药品生产管理规范（cGMP）］，有相应的美国毒品强制执行管理局的登记，并负责资金和跟踪医学防控用品的运行）

建议的资源

—Requesting Strategic National Stockpile Assets：

https：//www. orau. gov/snsnet/functions/requesting. htm

—Sample Memorandum of Agreement. Receiving, Distributing, and Dispensing Strategic National Stockpile Assets：A Guide for Preparedness，Version 10. 02，Appendix I：https：//www. orau. gov/snsnet/resources/SNSPlanningGuideV10. 02. pdf

—U. S. Food and Drug Administration Current Good Manufacturing Practices/Compliance：http：//www. fda. gov/Drugs/GuidanceComplianceRegulatoryInformation/Guidances/ucm064971. htm

（详见能力1：社区防范）

计划2：书面计划应包括医疗物品贮存的协议，必要时考虑以下要素：

—清洁与包装的维护

—受管制物质的贮存

—贮存期间冷链的维护

—辖区内疫苗供应商协议的要求

技能和培训 1： 参与医疗物品管理与分配工作的公共卫生人员应了解请求、接收和分配医疗物品的协议。

建议的资源

—Extranet for the Division of Strategic National Stockpile in CDC's Office of Public Health Preparedness and Response：http：//emergency. cdc. gov/stockpile/extranet (password protected site)

☐ Receiving, Distributing, and Dispensing Strategic National Stockpile Assets：A Guide for Preparedness，version 10. 02，August 2006

☐ Strategic National Stockpile Local Technical Assistance Review User Guide

☐ Strategic National Stockpile State Technical Assistance Review User Guide

—Strategic National Stockpile Receiving, Staging, and Storing Course

—CDC Emergency Use Authorization Online Course

—Food and Drug Administration Emergency Use Authorization of Medical Products Guidance：http：//www. fda. gov/RegulatoryInformation/Guidances/ucm125127. htm

技能和培训 2： 参与医疗物品管理和分配工作的公共卫生人员应接受冷链管理技术的培训（包括温度监控设备的使用）。

建议的资源

—辖区冷链管理程序

—CDC National Center for Immunization and Respiratory Diseases' Vaccine Storage and Handling Toolkit：http：//www2a. cdc. gov/vaccines/ed/shtoolkit/pages/introduction. htm

—Pink Book's Storage and Handling Information：http：//www. cdc. gov/vaccines/pubs/pinkbook/downloads/appendices/C/storage-handling. pdf

—Cold chain standards (International Safe Transit Association STD-7E and STD-20 for Thermal Lane Data packaging, International Air Transportation Association manual Chapter 17)

—U. S. Army Medical Department Cold Chain Management Processes and Procedures for all Medical Temperature Sensitive Products：

http：//www. usamma. army. mil/cold_chain_management. cfm

技能和培训 3： 由于突发事件处理需要，后勤人员应了解如何使用供应链工具。

建议的资源

—Enhanced Logistics Intra-Theater Support Tool：

http：//www. dis. anl. gov/pubs/60467. pdf

—Logistics and Process Analysis Tool：http：//www. dis. anl. gov/projects/lpat. html

技能和培训 4： 如突发事件处理需要，应对指定的持有药品许可证的人员进行确认，必要时根据辖区法律法规帮助管理整个物资流程中的医疗物品，包括查找、接收、贮存、运输、回收、处理、归还或损耗。

设备和技术1：拥有或能获得用于接收点搬运医疗物资的设备[175]，如托盘搬运车、手推车/小轮手推车、铲车等。

设备和技术2：根据处理突发事件的需要，须拥有或能获得维护和监控温度的设备（如只用于贮存物品的冰箱、温度警报器、Vaxi-Cool牌冷藏箱以及冷链管理指南建议的其他设备）。

功能3：维护并更新库存管理和报告系统

用于辖区医疗物品库存管理的全程维护，包括查找、接收、贮存、运输、回收、处理、归还或损耗。

任务

该功能由具有以下任务的能力所构成：

任务1：建立最初的库存管理系统，并对医疗物品出、入库以及物资回收、归还或处理的库存管理系统及时更新。

任务2：在突发事件发生期间，向辖区、州、地区和联邦政府报告库存情况，每周至少一次，有可能频次更多（详见能力6：信息共享）。

任务3：跟踪医疗物品再供应请求（详见能力3：应急管理协调）。

绩效指标

该功能的美国CDC确定的绩效指标如下：

指标1：综合性绩效指标来自美国CDC公共卫生应急防范与应对办公室的国家战略性储备处（DSNS）。

该指标可在DSNS外联网查到：http：//emergency.cdc.gov/stockpile/extranet（访问需密码）。

资源要素

注意：辖区必须拥有或能获得优先等级的资源要素。

计划1（优先）：书面计划应包括向辖区、州、地区和联邦当局报告的协议。报告至少应包括以下要素：
　　—接收的物资数量（包括接收日期/时间和接受物资保管者的姓名）
　　—分配物资的数量
　　—过期物资的数量
　　—当前可用物资的数量
　　（详见能力6：信息共享）

计划2：书面计划应包括分发场所、治疗地点、中间分发点和/或最终分发点请求额外医疗物品，并符合国家突发事件管理系统协议要求的方案[176-177]。请求至少应包括以下要素：

续

计　划

—请求日期

—需要物资的日期

—接收点的位置

—分发策略（如通过已建立的渠道或直接从供应商处运输分发）

（详见能力 3：应急管理协调）

技能和培训

技能和培训 1： 库存管理人员应接受培训并能使用库存管理系统[178-179]。

设备和技术

设备和技术 1： 拥有或能获得管理库存的系统。该系统可由手工或自动操作，可以是电子化的或纸质的[180-182]。

　　—系统至少能追踪到药品名称、数量、国家药品编码、批号、分发场所或治疗地点、失效期和分发的物品外形（如箱、盒或瓶）

　　—系统必须有备份，可以是库存管理软件、电子数据表或纸质形式

建议的资源

　　—Receive，Stage and Store Inventory Tracking System：
　　https：//rits. cdc. gov/sitemap/index. htm

　　—Division of Strategic National Stockpile Inventory Management System in CDC's Office of Public Health Preparedness and Response

功能 4：确立和维护安全

根据应急管理和辖区法律的要求，要确保整个运输阶段个人和医疗物品的安全，并保证安全地到达接收点和分销商。

任务

该功能由具有以下任务的能力所构成：

任务 1： 从原先确定的地点中选择接收点，并确定哪些站点需要加强安全措施（如受管制物品贮存区）。

任务 2： 在突发事件发生时，必要时增加其他接收点，并确定哪些站点需要加强安全措施（如受管制物品贮存区）。

任务 3： 根据突发事件处置的需要，在接收点和运输到分发点期间，要确定、获得和维持安全措施[183]（详见能力 3：应急管理协调）。

绩效指标

该功能的美国 CDC 确定的绩效指标如下：

指标1：综合性绩效指标来自美国 CDC 公共卫生应急防范与应对办公室的国家战略性储备处（DSNS）。

该指标可在 DSNS 外联网查到：http：//emergency. cdc. gov/stockpile/extranet（访问需密码）。

资源要素

注意：辖区必须拥有或能获得优先等级的资源要素。

计
划

计划1（优先）：书面计划应包括在获得、贮存和分发医学防控用品过程中维持人身安全的程序和方案[184-185]，并至少包括下列要素：

——安全协调员的联系信息

——协调执法机关和安全机构，确保人员与机构的安全

——在接收点内对物品应有物理安全措施（如笼子、锁、警报器）

——运输途中维护医疗物品的安全[186-187]。

计划2：书面计划应包括接收点安全措施的清单以及发生突发事件时需要采购和/或交付的最低安全措施清单。发生突发事件时应及时更新清单以反映突发事件的特殊需求。

技能和培训

技能和培训1：对整个医疗物品监管链中的管制物品，应确定由持有美国毒品强制执行管理局许可证的指定人员来签发[188-189]。

设备和技术

设备和技术1：拥有或能获得物理安全措施（笼子、锁、警报器），维护接收点的物资安全。

功能 5：分发医疗物品

医疗物品的分发方式（如分发点、治疗地点、中间分发点和/或最终分发点）。

任务

该功能由具有以下任务的能力所构成：

任务1：基于突发事件处理的需要，确定分配和分发策略，包括交货地点、路线、交货程序/频次。

任务2：在运输和分发的各个阶段，要根据已制定的安全措施和生产商规范要求来维持医疗物品的完整性[190]。

该功能的美国 CDC 确定的绩效指标如下：

指标 1：综合性绩效指标来自美国 CDC 公共卫生应急防范与应对办公室的国家战略性储备处（DSNS）。

该指标可在 DSNS 外联网查到：http：//emergency. cdc. gov/stockpile/extranet（访问需密码）。

资源要素

注意：辖区必须拥有或能获得优先等级的资源要素。

计划1（优先）：书面计划应包括调拨和分配策略，包括交货地点、路线、交货时间/频次，并应考虑通过受限地区的物资运输。该策略还应考虑接受者是从中间分发点获得物资还是由卫生部门负责提供物资[191-192]。

建议的资源

—Receiving，Distributing，and Dispensing Strategic National Stockpile Assets：A Guide for Preparedness，version 10. 02，Chapter 9：Controlling Strategic National Stockpile Inventory：https：//www. orau. gov/snsnet/resources/Chapter9_ac. pdf

—Receiving，Distributing，and Dispensing Strategic National Stockpile Assets：A Guide for Preparedness，version 10. 02，Chapter 11：Distributing Strategic National Stockpile Assets：https：//www. orau. gov/snsnet/resources/Chapter11_ac. pdf

计划2：书面计划应包括关键相关者（包括分发点、治疗点、中间分发点和/或最终分发点的联络点）的列表以及与这些相关者协商分配策略的协议。

计划3：书面计划应包括与分发点、治疗点、中间分发点和/或最终分发点签订的协议，以便确保受温度控制物品的记录读数符合冷链管理标准。

技能和培训 1：参与医疗物品分配的公共卫生人员应了解处理物品的协议，并了解调配和分发策略。

功能 6：回收医疗物品和撤销分配活动

根据辖区政策和联邦法规回收医疗物品，并根据突发事件处理的需要，撤销分发活动。

任务

该功能由具有以下任务的能力所构成：

任务 1：根据辖区政策和联邦法规回收物资和设备。

任务2： 按照辖区政策，确定辖区卫生系统内未使用（未启封）的医疗物品、未使用的药品、耐用物品之处置方式。

任务3： 按照辖区政策处置由医疗物品管理工作所产生的生物医疗废物。

任务4： 根据突发事件处置的需要和国家突发事件管理系统协议书，通过停用接收点和停派人员来缩减分发工作（详见能力10：医疗需求激增事件；能力15：志愿者管理）。

任务5： 记录突发事件的结果作为行动后报告程序的一部分。

绩效指标

该功能的美国CDC确定的绩效指标如下：

指标1： 综合性绩效指标来自美国CDC公共卫生应急防范与应对办公室的国家战略性储备处（DSNS）。

该指标可在DSNS外联网查到：http：//emergency.cdc.gov/stockpile/extranet（访问需密码）。

资源要素

注意：辖区必须拥有或能获得优先等级的资源要素。

计划1（优先）： 书面计划应包括未使用（未启封）的医疗物品、未使用的药品和耐用物品的储存、分发、处理或回收的协议，也包括维持辖区卫生系统内储存和/或分发期间医疗物品完整性的计划。

计划2： 书面计划应包括根据应急管理规定撤销活动的协议，包括停派人员、关闭接收点和回收生物医学废弃物。

计划3： 书面计划应包括根据国家突发事件管理系统的协议和国土安全部演习及评估项目指导，完成行动后报告的协议。报告应包括验证整个操作过程的关键时间点[193]。

建议的资源
—Homeland Security Exercise and Evaluation Program：
https：//hseep.dhs.gov/pages/1001_HSEEP7.aspx
—Public Health Emergency Preparedness Cooperative Agreement/Division of Strategic National Stockpile/Technical Assistance Reviews，Drills & Exercises Guide（January 2011）
—Division of Strategic National Stockpile Drill，Exercise and After Action Report Reporting：https：//www.orau.gov/snsnet/resources/guidance/Drill-Ex-Data-Collection-Qs-2011-01-03_ac.pdf

---

技能和培训1： 参与医疗物品处理工作的公共卫生人员应了解已签署的有关未使用（未启封）医疗物品、未使用药品和耐用物品处理的协议。

建议的资源
—处理生物医学废弃物的辖区协议

—Sample Memorandum of Agreement. Receiving, Distributing, and Dispensing Strategic National Stockpile Assets: A Guide for Preparedness, Version 10. 02, Appendix Ⅰ: https://www. orau. gov/snsnet/resources/SNSPlanningGuideV10. 02. pdf

—Sharps disposal: http://www. safeneedledisposal. org/resslaws. html

—Transfer of title document

—Medical Waste Management System Training Program: http://www. inquisit. org/mwms

技能和培训 2: 参与医疗物品处理工作的公共卫生人员应了解已签署的行动后报告协议。

建议的资源

—A Federal Emergency Management Agency Introduction to Exercises (IS 120. a): http://training. fema. gov/EMIWeb/IS/IS120A. asp

—Federal Emergency Management Agency Exercise Evaluation and Improvement Planning (IS 130): http://training. fema. gov/EMIWeb/IS/IS130. asp

—Public Health Emergency Preparedness Cooperative Agreement/Division of Strategic National Stockpile/Technical Assistance Reviews, Drills & Exercises Guide (January 2011)

—Division of Strategic National Stockpile Drill, Exercise and After Action Report Reporting: https://www. orau. gov/snsnet/resources/guidance/Drill-Ex-Data-Collection-Qs-2011-01-03_ac. pdf

（陈廷瑞　译）

能力 10：医疗需求激增事件

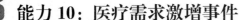

> 医疗需求激增是指在发生事件期间受累社区所需的医学评价和卫生服务大大超过了医学基础设施日常运转能力范围[194]，其能力也包括卫生保健系统在危害性影响中得以保全或能够快速恢复其受累的运行[195]。

该能力由具有如下功能的能力所构成：

功能 1：评价突发事件的性质和范围
功能 2：支持应对医疗需求激增
功能 3：支持辖区医疗需求激增管理
功能 4：支持终止医疗需求激增管理

功能 1：评估突发事件的性质和范围

与辖区伙伴机构合作，通过收集和分析卫生资料（如来自急诊医疗服务、消防服务、执法、公共卫生、医疗、公共建设工程、突发事件指挥系统、互助协议和应急管理辅助合同协议的启动）协调辖区卫生保健应对，来确定突发事件的需求以及可获得的卫生保健人员和资源。

任务

该功能由具有下列任务的能力所构成：

任务 1：在突发事件发生时，参与到统一的突发事件管理结构中（详见能力 3：应急管理协调）。

任务 2：在突发事件发生时，完成对事件的初步评估并记录初步资源需求和可获得性（如人员、设备、后勤和其他卫生资源）（详见能力 3：应急管理协调；能力 7：群体性事件处置；能力 9：医疗物品管理和分发；能力 13：公共卫生监测和流行病学调查；能力 15：志愿者管理）

任务 3：在突发事件发生时，为卫生部门或卫生保健联盟提供卫生相关资料，帮助其启动预先制定的计划，以最大限度提供稀缺资源，并根据常规、紧急和危急的医疗标准准备任何必要的参与和退出。

绩效指标

目前，该功能尚无 CDC 确定的绩效指标。

资源要素

注意：辖区必须拥有或者能够获得优先等级的资源要素。

计划1（优先）：书面计划应包括在承担突发事件管理任务前对人员分配任务和进行培训以便应对，并做好记录。卫生部门必要时必须为机构、地方、州层面的应急管理中心提供工作人员[196-198]（详见能力3：应急管理协调）。

计划2（优先）：书面计划应包括下列记录：所有共有（如卫生保健机构、公共卫生和应急管理机构）的应急事件、演习和预先设定的事件（如再发事件或特殊事件）依照国家突发事件管理系统规定的突发事件指挥结构组织框架、原则以及程序来管理[199-200]（详见能力3：应急管理协调）。

计划3（优先）：书面计划应包括确保能进入辖区床位追踪系统来持续监督全辖区床位可用性的方法。

建议的资源

—Hospital Preparedness Program，Office of the Assistant Secretary of Preparedness and Response：http：//www. phe. gov/preparedness/planning/hpp

—Hospital Preparedness Program Guidance FY10：http：//www. phe. gov/preparedness/planning/hpp/Documents/fy10_hpp_guidance. pdf

计划4（优先）：书面计划应包括加入卫生保健联盟的程序，了解联盟内部每个合作伙伴所承担的职责以获得或提供清楚的事态情况[201-203]。不应期望在紧急事件期间让卫生保健联盟代替卫生系统或减少其系统责任，也不要期望让卫生保健联盟削弱州或地方辖区的权威和减少其责任。成立辖区卫生保健联盟的目的如下：

—将所有涉及卫生保健系统的计划和活动整合到辖区应对计划和州应对计划中

—在社区、地区和州层面增加医疗应对能力

□在公共卫生突发事件出现时，做好准备以满足所在社区高危人员和普通大众的需求

□协调活动以尽可能减少重复工作，并确保对联邦、州、地区以及部落的计划、防范、应对和行动降级进行协调

□与地方辖区应急管理组织保持纵向联系来维持社区中管理的持续性

□卫生系统日常管理和标准操作规程出现问题，可能需要实施灾难管理时，应将卫生保健系统的管理能力调整到所需的水平

□支持对辖区范围的事势发展有足够的了解，以最大限度确保需要照顾的群众得到安全和适宜的照顾。这可能包括但不限于在辖区范围内方便分诊和/或将需要照顾的群众分配到合适的机构，并对这些机构提供适宜的支持以便为群众提供理想和安全的照顾。

建议的资源

—Medical Surge Capacity and Capability：A Management System for Integrating Medical and Health Resources During Large-Scale Emergencies：http：//www. phe. gov/preparedness/planning/mscc/handbook/pages/default. aspx

计划5（优先）：书面计划应包括与应急管理部门、卫生保健机构、卫生保健联盟以及其他合作伙伴共同工作的流程（如谅解备忘录或其他书面协议），制定书面策略，以清楚地确定辖区卫生保健组织和卫生保健联盟参与和退出常规、紧急和危急医疗标准的流程和指征[204]。辖区应采用风险评估来建立辖区特异性策略和启动信号[205-206]（详见能力1：社区防范）。

建议的资源

—Guidance for Establishing Crisis Standards of Care for Use in Disaster Situations：A Letter Report，Institute of Medicine，2009. Examples of triggers for action identified (by the Institute of Medicine in 2009) include：

☐ Critical infrastructure disruption

☐ Disruption of facility or community infrastructure and function (e. g. , utility or system failure in healthcare organization，more than one hospital affected in the region，and more than five hospitals affected or critical-access hospital affected in the state)

☐ Failure of 'contingency' surge capacity (i. e. , resource-sparing strategies overwhelmed)

☐ Human resource/staffing availability

☐ Emergency medical services call volume twice the usual amount

☐ Emergency department wait time more than 12 hours

☐ Staff illness rate more than 10%

☐ Material resource availability

☐ Less than 5% ventilators available in healthcare organization

☐ Patient care space availability

☐ Overall hospital bed availability less than 5% available or no available beds or less than 12 beds in healthcare organization

☐ No intensive care unit bed availability in healthcare Organization

☐ Disaster declaration in more than one area hospital in the region or more than two major hospitals in the state

—Mass Medical Care with Scarce Resources：A Community Planning Guide http：//www. ahrq. gov/research/mce/

—Abbreviated version，The Essentials：http：//www. ahrq. gov/prep/mmcessentials/

计划6： 书面计划应包括公共卫生部门已经参与或共同制定的辖区卫生保健机构应急管理计划和标准操作规程的文件，将国家突发事件管理系统和国家应对框架的要素、原则和政策整合到其计划、培训、应对、演习、设备、评估和纠偏行动中[207-209]。

建议的资源

—Medical Surge Capacity and Capability：A Management System for Integrating Medical and Health Resources During Large-Scale Emergencies：http：//www. phe. gov/preparedness/planning/mscc/handbook/pages/default. aspx

—Medical Surge Capacity and Capability：The Healthcare Coalition in Emergency Response and Recovery：http：//www. phe. gov/Preparedness/planning/mscc/healthcarecoalition/Pages/default. aspx

—National Health Security Strategy：http：//www. phe. gov/Preparedness/planning/authority/nhss/strategy/Documents/nhss-final. pdf

—Homeland Security Presidential Directive 5：http：//www. dhs. gov/xabout/laws/gc_1214592333605. shtm

—Hospital Preparedness Exercise Pocket Guide：http：//www. ahrq. gov/prep/hosppcktgd/hosppcktgd. pdf

计划7：书面计划应包括潜在的医疗需求激增管理合作伙伴的名单和联系点，包括但不限于下列要素：

—急诊医疗服务

—火警服务

—法律实施

—卫生保健机构

计划8：书面计划应包括与911以及急诊医疗服务持续进行交流、资料共享的程序。这可能包括请求和使用国家应急医疗服务信息系统的可共用急诊医疗服务应对资料，例如：

—发生突发事件的街道地址

—派遣队报告的投诉

—卫生保健人员的主要印象

—大规模伤亡事件

—目的地/转诊地、姓名

—目的地类型

—选择目的地的理由

—医院处置

建议的资源

—National Emergency Medical Services Information System Data Dictionary Version 3.0（www. nemsis. org）

—Emergency Medical Services：www. ems. gov

—National 911 Program：www. 911. gov

技能和培训 1：可能参与医疗需求激增处置的公共卫生人员应知晓如何应用地方和州的国家应急医疗服务信息系统和911数据。

技能和培训 2：可能参与医疗需求激增处置的公共卫生人员应接受培训，以便使用辖区床位追踪系统来获得用于了解辖区事态的数据。

技能和培训 3：工作人员应了解公共卫生部门在突发事件管理中的作用，详见下列资源[210-211]：

—应急支持功能＃8——公共卫生和医疗服务（IS-808）

—突发事件指挥系统介绍（IS-100. b）

—单资源和初步行动事件的突发事件指挥系统（IS-200. b）

—国家突发事件管理系统介绍（IS-700a）

—国家应对框架介绍（IS-800. b）

设备和技术1：拥有或能获得原有和备用的连接互联网的电脑登录地方和州一级国家紧急医疗服务信息系统、911数据或床位追踪数据。

设备和技术2：拥有或能获得符合当前医院防范项目标准的辖区床位追踪系统。

设备和技术3：应按州来报告总的床位追踪数据，因此州必须拥有从参与的各个卫生保健系统收集床位追踪数据的系统，或者州可以使用现有的系统自动将所需的数据通过HAvBED EDXL交流模式传给HAvBED服务器，见 https：//havbed. hhs. gov/v2。

建议的资源

　—Further information on the HAvBED system can be found at www. ahrq. gov/prep/havbed/

　—HAvBED Communications Schema：https：//havbed. hhs. gov/v2/

功能2：支持应对医疗需求激增

在加强辖区卫生保健系统（包括增加员工、病床和设备）时，应支持卫生保健联盟和应对伙伴提供更多的卫生保健服务（如呼叫中心、备用医疗系统、应急医疗服务、应急部门服务和住院患者服务）以应对突发事件。

任务

该功能由具有下列任务的能力所构成：

任务1：必要时，应支持动员应对突发事件的专业医务人员、公共卫生人员和非医学后勤人员来提高处理能力（如卫生保健机构和备用医疗设施）（详见能力7：群体性事件处置；能力15：志愿者管理）。

任务2：在突发事件期间如果有需求，应支持卫生保健机构和卫生保健联盟启动备用医疗设施。

任务3：在突发事件期间，应支持加强卫生保健系统（包括卫生保健联盟），如医院和非医院实体（如呼叫中心、911/应急医疗服务、家庭卫生、流动的医护人员、长期护理和毒品控制中心）。

任务4：当发生突发事件时，应在应对伙伴和联盟（如应急医疗服务、火警、法律实施机构、公共卫生和公共事务）之间持续进行实时信息交换来了解事态发展（详见能力6：信息共享）。

任务5：在突发事件期间，鉴于卫生保健服务获得性的变化，应该提供相关信息来教育公众，特别是关注高危人群的需求（如信息语言是否适宜、文化适应性以及对不同知识水平人群的适应性）（详见能力1：社区防范；能力2：社区恢复；能力4：应急公共信息和预警）。

绩效指标

目前，该功能尚无CDC确定的绩效指标。

资源要素

注意：辖区必须拥有或者能够获得优先等级的资源要素。

计划1（优先）： 书面计划应包括下列要点：

—卫生机构通过志愿者卫生专业人员预先登记（ESAR-VHP）应急系统和医疗后备队项目获得志愿者资源，在突发事件期间为这些有资质的志愿者提供帮助的程序或协议[212]。

—协调卫生专业志愿者实体（如MRC）和其他各层次人力资源的程序（ESAR－VHP依从性要求）[213-214]。

（详见能力15：志愿者管理）

计划2（优先）： 书面计划应包括启动备用医疗系统时，公共卫生机构加入卫生保健联盟和其他应对伙伴的程序性文件[215]。文件还应包括下列要点：

—有备用医疗系统计划的卫生保健机构书面名单

—在应对突发事件时能提供帮助的家庭卫生网络以及可获得资源类型的书面名单

—已经通过初步评估确定足以成为备用医疗设施的位点名单

（详见能力7：群体性事件处置）

建议的资源

—Disaster Alternate Care Facility Selection Tool：

http：//www. ahrq. gov/prep/acfselection/index. html

计划3（优先）： 书面计划应包括为联邦、州、地方、非政府机构、私营部门机构和其他具有紧急支持功能♯8的合作伙伴确定所掌握的基本事态信息的流程和协议。确定辖区所掌握的基本事态信息的流程应考虑下列要点：

—确定基本的信息

—确定所需的信息

—确定需求

—决定通用的运行图要素

—确定资料拥有者

—与相关机构一起验证资料

（详见能力6：信息共享）

计划4（优先）： 书面计划应包括辖区和地区多个机构（如母婴卫生项目、基于临床以及基于医院的家庭卫生和康复项目）的儿科医疗人员及领导参与辖区应对计划的文件[216-218]。计划应包括但不限于下列要点：

—确定儿科医疗服务缺口的程序

—获得儿科医疗人员或者儿科临床会诊联络人的程序。为了获得适当水平的医疗或会诊，计划应包括卫生保健机构的名单，这些医疗机构能减缓和/或治疗儿科外伤、提供急诊，并针对儿科患者签订部门间转运的书面协议

建议的资源

—Pediatric Hospital Surge Capacity in Public Health Emergencies：

http：//www. ahrq. gov/prep/pedhospital/

—Coordinating Pediatric Medical Care During an Influenza Pandemic：

http：//emergency. cdc. gov/healthcare/pdf/hospital_workbook. pdf

—Health Resources and Services Administration's Emergency Medical Services for Children website：http：//bolivia. hrsa. gov/emsc/

计划5：书面计划应包括必要时卫生保健机构和人员与额外的志愿者或其他人员（来自 ESAR-VHP、医疗后备队或国家灾害医疗系统）联系的程序[219]（详见能力 15：志愿者管理）。

计划6：书面计划应包括支持医疗后备队单位与地方、地区和州范围内的基础设施相结合的流程[220-221]。应考虑下列要点：

—以将医疗后备队组织与州 ESAR-VHP 项目相整合为主要目的而支持医疗后备队人员/协调者

—包括与其他地方、州和地区资产、卫生保健系统相整合的接受培训的医疗后备队志愿者，ESAR-VHP 项目的志愿者和/或参加演习的医疗后备队志愿者，此等演习可将医疗后备队志愿者与其他地方、州和地区资产（如参与 ESAR-VHP 项目的卫生保健系统人员或志愿者）相整合。

（详见能力 15：志愿者管理）

计划7：书面计划应包括与辖区志愿者资源有正式和非正式合作关系，必要时可包括与伙伴机构签订的谅解备忘录、协议备忘录或协议书[222-223]（详见能力 15：志愿者管理）。

计划8：书面计划应包括与适宜的美国卫生和人类服务部区域应急协调员协调的程序，以评估这些地点和环境的适宜性以及预先确定的潜在联邦医疗站的地点。

建议的资源

—Federal Medical Station Site Selection Criteria：https：//www. orau. gov/snsnet

计划9：书面计划应包括与适宜的美国卫生和人类服务部区域应急协调员协调的程序，以满足全套式服务的需要（如生物医学废物和医疗废物的处理）或提供从潜在的联邦医疗站获得其他服务（如食品服务和垃圾处理）的信息。

计划10：书面计划应包括将志愿者资源分配给卫生保健机构和卫生保健联盟来建立呼叫中心以应对呼叫量大增的程序（详见能力 15：志愿者管理）。

建议的资源

—Adapting Community Call Centers for Crisis Support：Adapt existing community call centers to allow callers to retrieve critical information during a hurricane：http：//www. ahrq. gov/prep/callcenters/

—CDC，Coordinating Call Centers for Responding to Pandemic Influenza and Other Public Health Emergencies：A Workbook for State and Local Planners：http：//www. airs. org/files/public/Disaster_CallCenterPandemicWorkbook. pdf

计划11：书面计划应包括与公众沟通医疗需求激增方面信息的程序[224-225]。计划应包括发布信息的许可和批准过程。

计划还应考虑下列几点：

—为有语言交流障碍人群翻译材料/资源

—为文化水平低的人群编写材料/资源

—为视力受损人群编写易读的材料/资源

—为听力受损人群编写材料/资源

（详见能力 4：应急公共信息和预警）

计划12：书面计划应包括地方应急医疗服务系统执行辖区应急支持功能♯8的附录内容或其他文件规定的职能时，若儿童患者有需求，申请获得额外资源（如儿科设备和人员）的流程（详见能力15：志愿者管理）。

技能和培训1：培训从事人事管理的员工。

建议的资源

—Developing and Managing Volunteers (Federal Emergency Management Agency：IS-244)：http：//training. fema. gov/EMIWEB/is/is244. asp

技能和培训2：应在法律上具有确定的识别患病婴幼儿的资格（既可以通过远程医疗安排、邻近的合作伙伴，也可以通过其他机制进行），确定合适的人员接受儿科医疗培训。

建议的资源：

—American Heart Association，Pediatric Advanced Life Support （comprehensive course）：http：//www. heart. org/HEARTORG/CPRAndECC/HealthcareTraining/Pediatrics/Pediatric-Advanced-Life-Support-PALS_UCM_303705_Article. jsp

—American Heart Association，Pediatric Emergency Assessment，Recognition，and Stabilization (for those who do not routinely perform pediatric care)：

http：//www. americanheart. org/presenter. jhtml？identifier＝3052085

—National Association of Children's Hospitals and Related Institutions：www. nachri. org

—http：//pediatrics. aappublications. org/cgi/content/abstract/peds. 2009-1807v1

设备和技术1：促进并确保设备、通信和数据互用性与卫生保健机构获得的项目相结合（详见能力6：信息共享）。

功能3：支持辖区医疗需求激增管理

卫生保健联盟与应对伙伴联合，一起协调卫生保健资源，包括获得医疗保健服务以及追踪患者、医护人员、设备和物品（如有必要，可从州内或州际以及联邦合作伙伴机构获得），来满足医疗应对操作所需的资源量。

任务

该功能由具有下列任务的能力所构成：

任务1：在突发事件期间，辖区行政当局/辖区突发事件管理机构与联邦、州、地方、非政府部门、私营部门和其他具有应急支持功能♯8的合作伙伴进行协调，保持整个事件期间的交流，并在应对管理期间保持对所有参与方行动事态的了解，确定需求并保持服务的连贯性（详见能力3：应急管理协调；能力6：信息共享）。

任务2：在突发事件期间，根据事态的变化在每个管理时期评估资源需求，并与合作伙伴（包括那些能够为社区提供精神/行为卫生服务的机构）协调以获得必要的资源（如人力、设备、后勤和其他卫生保健资源）来满足医疗需求激增处理期间服务增加的需要（详见能力9：医疗物品管理和分发）。

任务3：在突发事件期间，在事件各阶段与辖区合作伙伴和卫生保健联盟协调，帮助追踪患者（详见能力6：信息共享）。

绩效指标

目前，该功能尚无CDC确定的绩效指标。

资源要素

注意：辖区必须拥有或者能够获得优先等级的资源要素。

计划1（优先）：书面计划应包括将事态信息向联邦、州、地方、非政府部门、私营部门和其他具有应急支持功能♯8的合作伙伴报告的程序和协议，信息报告至少每周一次，并可更加频繁，如每个管理时期报告一次[226-228]（详见能力6：信息分享）。

计划2（优先）：书面计划应包括记录公共卫生部门参与和执行卫生保健联盟计划以满足高危者功能性需求的文件[229-231]。计划应包括能满足高危者功能性需求的卫生保健机构和社区卫生保健人员的书面名单，还应包括通过与卫生保健机构和社区卫生保健人员交流来获得可满足高危人群功能性需求的当前可利用的服务清单之程序（详见能力1：社区防范）。

计划3（优先）：书面计划应包括支持或实施家庭团聚的程序。应考虑下列要素：
—在整个转运过程中获取和传递下列已知的识别信息：
　□发现地点（如十字路口、纬度/经度和/或机构/学校）
　□性别和姓名（如有可能）
　□对于无法使用语言交流或病情较重的儿童，则收集有关儿童身体特征或其他标志的描述性识别信息
　□尽可能由最初的照顾者（如父母、监护人和养父母）照顾患儿

计划4：公共卫生和卫生保健联盟的书面文件应包括根据事态变化，协调使用辖区、州、联邦和其他具有应急支持功能♯8的合作伙伴的储备资源和申请资源之程序（详见能力9：医疗物品管理和分发；能力15：志愿者管理）。

计划5：书面计划应包括参与或协调辖区患者追踪系统之协议（详见能力6：信息共享）。

计划6：书面计划应包括与地方和州应急医疗服务及911官方协调患者追踪工作的程序（详见能力6：信息共享）。

计划7：书面计划应包括与州和地方应急管理、应急医疗服务、卫生保健机构及其他辖区伙伴合作，联合建立辖区患者追踪系统的程序。

续

计划

　　—辖区患者追踪系统应：①与州政府系统密切合作；②能与相应的州和国家患者追踪系统相互操作；③符合联邦和州通过的隐私保护法规、条例和患者追踪系统标准（详见能力 6：信息共享）。

设备和技术

设备和技术 1：拥有或者能够获得用于持续了解事态的电子或其他数据存储系统，如联合患者评估和追踪系统。电子或其他数据存储系统必须符合国家通信标准（详见能力 6：信息共享）。

建议的资源

　　—Recommendations for a National Mass Patient and Evacuee Movement，Regulating，and Tracking System：http：//www.ahrq.gov/prep/natlsystem/natlsys.pdf

功能 4：支持终止医疗需求激增管理

　　与其他辖区合作伙伴机构联合，通过逐步减少医疗需求激增时的人力、设备需求、备用医疗设施及其他系统需求，将卫生系统恢复到事件前管理状态，并将患者从紧急医疗服务状态转入事件前医疗环境或其他适当的医疗场所。

任务

该功能由具有下列任务的能力所构成：

任务 1：在突发事件期间或之后，协助运回患者包括下列内容：

　　—协助或协调医疗设施，应急医疗服务，地方、州、部落和联邦卫生机构，应急管理机构，州医院协会，社会服务部门，参与的非政府机构，确保患者转入突发事件发生前的医疗环境（如原先的医疗卫生人员处、有经验的护理机构或原住处）或其他适当的医疗场所

　　—根据需要，为患者联系卫生保健机构提供方便

任务 2：突发事件结束后，与合作伙伴协调，遣散全部卫生保健资源（详见能力 3：应急管理协调；能力 7：群体性事件处置；能力 9：医疗物品管理和分发；能力 15：志愿者管理）。

任务 3：突发事件结束后，与合作伙伴协调，遣散/终止备用的医疗设施和通过互助机制、应急管理辅助合同和/或联邦救助获得的资源（详见能力 3：应急管理协调；能力 7：群体性事件处置；能力 9：医疗物品管理和分发；能力 15：志愿者管理）。

绩效指标

目前，该功能尚无 CDC 确定的绩效指标。

资源要素

注意：辖区必须拥有或者能获得优先等级的资源要素。

计划1（优先）：书面计划应包括辖区与州应急医疗服务机构协调，遣散用于突发事件的交通物资的程序。

计划2（优先）：书面计划应包括遣散医疗需求激增时所需的人员，包括其他州（如 MRC）和联邦医疗资源（如 NDMS）的程序。程序应包括识别确定有必要开始遣散的标志点（详见能力 15：志愿者管理）。

计划3：书面计划应包括协助领导机构给需要帮助的患者提供医疗转运的便利并进行协调的程序。

计划4：书面计划应包括与卫生保健机构和社区卫生服务机构交流的程序，以维持当前可获得的卫生保健服务机构的清单，在患者需要时为患者提供信息。

计划5：书面计划应包括根据卫生保健机构、病例管理或其他支持机构的要求，协调帮助患者转入突发事件前的医疗环境或其他适宜的医疗场所之程序。

计划6：书面计划应包括与美国卫生和人类服务部地区卫生管理员、地区应急管理者和地区应急协调员交流以满足患者功能性需求的程序。

计划7：书面计划应包括与辖区当局和伙伴机构协调，支持志愿者和其他人员后期部署的医疗筛查、压力和幸福感评估的流程。当有需求或有指征时，将患者转入医疗和精神/行为卫生服务部门（详见能力 2：社区恢复；能力 14：应对者安全及健康；能力 15：志愿者管理）。

计划8：书面计划应包括当卫生部门在志愿者或其他人员协调中起主导作用时，有解散志愿者和其他人员的程序。计划应包括达到以下目标的步骤：
—根据事件行动计划解散志愿者和其他人员
—确保所有指派的活动都已经完成和/或已将活动状态告知替补的志愿者
—决定是否还需要从志愿者和其他人员处获得额外的帮助
—确保志愿者和其他人员已经归还了全部设备
—确定志愿者和其他人员的后续联系信息
（详见能力 3：应急管理协调；能力 15：志愿者管理）

计划9：书面计划应包括在事件处理结束时实行退出者筛选的协议，包括收集下列内容：
—在应对期间产生的外伤和病患
—由于参与应对而产生的精神/行为卫生需求
—当有需求或有指征时，将志愿者转到医疗和精神/行为卫生服务机构
（详见能力 14：应对者安全及健康；能力 15：志愿者管理）

（陈　浩　译）

能力 11：非药物干预

> 非药物干预是指向相应的领导机构（如果不是公共卫生部门）建议并在必要时实施控制疾病、伤害和暴露的策略的能力。此策略包括：
>
> - 隔离和检疫
> - 限制活动和旅游的劝告/警告
> - 减少社交活动
> - 外部清洁[232]
> - 个人卫生[233]
> - 预防性保护行为[234]

该能力由具有如下功能的能力所构成：

功能 1：与伙伴组织合作，确定影响非药物干预的因素
功能 2：确定非药物干预
功能 3：实施非药物干预
功能 4：督导非药物干预

功能 1：与伙伴组织合作，确定影响非药物干预的因素

确定并与卫生合作伙伴、政府机构和社区组织（如教育、社会服务、宗教和商业/工业）合作，确定影响建议和实施非药物干预能力的社区因素。

任务

该功能由具有下列任务的能力所构成：

任务 1：突发事件发生前，确定在常规和特定事件发生时能够或限制建议和实施非药物干预的辖区内法律、政策和监管机构。

任务 2：突发事件发生前，通过多学科会议，使卫生保健机构、政府机构和社区部门（如教育、社会服务、宗教、商业和法律机构）持续参与并决定其在药物干预中的角色和责任（详见能力 1：社区防范）。

绩效指标

目前，该功能尚无 CDC 确定的绩效指标。

资源要素

注意：辖区必须拥有或能获得优先等级的资源要素。

计划1（优先）：书面计划应包括日常和特定事件发生时建议和实施非药物干预的相应行政、法律法规机关和政策的文件，这包括但不限于当局限制的下列要素[235-238]：

—个人

—群体

—设施

—动物（如患传染病的动物和暴露于环境、化学及放射性危害的动物）

—消费食品

—公共事务/工程（如供水）

—跨境旅行

应大力鼓励公共卫生部门向辖区法律顾问或学术中心咨询以获得援助。如果司法部门认为适用，则应签订书面谅解备忘录或者其他协议书，由司法部门强制性限制活动。

推荐的资源

—CDC Public Health Law Program's Coordinated Implementation of Community Response Measures（Including Social Distancing）to Control the Spread of Pandemic Respiratory Disease：A Guide for Developing a MOU for Public Health，Law Enforcement，Corrections，and the Judiciary：
http：//www2a. cdc. gov/phlp/docs/crm%20mou%20Final. pdf

—CDC Public Health Law Program's Social Distancing Law Assessment Template，Appendix A：http：//www2a. cdc. gov/phlp/SDLP/

计划2（优先）：书面计划应包括具备下列要素的文件[239-242]：

—每个合作机构/组织至少提供 2 名代表的联系信息

　　□建议的社区合作伙伴：学校、社区组织（如教会和收容所）、商业、医院、旅行/交通运输业规划者

—与社区合作伙伴签订的谅解备忘录或其他书面共识/协议，应说明在非药物干预中的角色、职责和资源

—与卫生保健人员签订的协议，至少应包括：

　　□报告流行病学监测病例定义的程序

　　□向卫生部门报告已确定病例的程序

（详见能力 13：公共卫生监测和流行病学调查）

—建议的合作伙伴：放射控制程序主任会议：http：//www. crcpd. org/Map/RCPmap. html；其他辐射问题专家、卫生物理学家、国家环境保护局、美国能源部和美国农业部

推荐的资源

—H1N1 Flu：A Guide for Community and Faith-Based Organizations，Sections F，H，I：http：//www. flu. gov/professional/community/cfboguidance. pdf

—Pandemic Influenza Community Mitigation Interim Planning Guide for Businesses and Other Employers（Appendix 4）：
http：//www. flu. gov/professional/community/commitigation. html

—Doing Business During an Influenza Pandemic：Human Resource Policies，Protocols，Templates，Tools，& Tips：
http：//www. cidrap. umn. edu/cidrap/files/33/cidrap-shrm-hr-pandemic-toolkit. pdf

—Coordinated Implementation of Community Response Measures（Including Social Distancing）to Control the Spread of Pandemic Respiratory Disease：A Guide for Developing a MOU for Public Health，Law Enforcement，Corrections，and the Judiciary：http：//www2a. cdc. gov/phlp/emergencyprep. asp

—Flu Guidance，Checklists and Resources：
http：//www. flu. gov/professional/index. html

—Community Strategy for Pandemic Influenza Mitigation：
http：//pandemicflu. gov/professional/community/commitigation. html

—Business Pandemic Influenza Planning Checklist：
http：//pandemicflu. gov/professional/business/businesschecklist. html

功能 2：确定非药物干预

与相关问题专家（流行病学、实验室检测、监测、医学、化学、生物学、放射学、社会服务、应急管理和法律）合作，提出要实施的非药物干预措施。

任务

该功能由具有下列任务的能力所构成：

任务 1：事件发生时，召集相关问题专家评估在辖区层面暴露和/或传播的严重性，并决定提出非药物干预的建议（详见能力 13：公共卫生监测和流行病学调查）。

绩效指标

目前，该功能尚无 CDC 确定的绩效指标。

资源要素

注意：辖区必须拥有或能获得优先等级的资源要素。

计划1（优先）：书面计划应基于辖区风险评估确定可能的干预措施，并针对干预建议和/或实施提出辖区非药物干预"剧本"的详细计划。建议的干预种类包括隔离、检疫、关闭学校和托幼机构、终止工厂和社区组织/活动、限制活动（如入境口岸筛查和公共交通）。每项计划应至少说明以下项目：

—工作人员和相关问题专家的角色与职责

—实施干预行动的法律及公共卫生当局

—干预行动

—干预所需特定设备的位置确认清单，或易于实施干预的位置

—参与干预的社区合作伙伴（如提供服务或设备者）的联系信息/通知

—确定可能与实施单独的社区减缓措施或采取措施的净效应（net effect）（次生效应）有关的任何问题

—向公众发布特殊干预方法的信息，如限制活动期间在入境口岸分发信息卡

——一旦不再需要，降低干预强度的程序

—在发生事件期间的干预记录

推荐的资源

—U. S. Department of Health and Human Services Assistant Secretary for Prepared-ness and Response, Playbooks for Hurricanes, Aerosolized Anthrax, and Radiolog-ical Dispersal Devices：

http：//www. phe. gov/Preparedness/planning/playbooks/Pages/default. aspx

—Manual of Protective Action Guides and Protective Actions for Nuclear Incidents，EPA 400-R-92-001：http：//www. epa. gov/rpdweb00/docs/er/400-r-92-001. pdf

—Implementation of Protective Actions for Radiological Incidents at Other Than Nu-clear Power Reactors：

http：//www. epa. gov/rpdweb00/docs/er/symposium_on_non-npp _ incidents. pdf

—National Council on Radiation Protection and Measurements，Report No. 161：Management of Persons Contaminated with Radionuclides Handbook：

http：//www. ncrponline. org/Publications/161press. html

—Community Strategy for Pandemic Influenza Mitigation-Appendix 8：

http：//www. flu. gov/professional/community/commitigation. html♯I

—Faith-Based and Community Organizations Pandemic Influenza Preparedness Check-list：http：//pandemicflu. gov/professional/community/faithcomchecklist. html

—A Framework for Improving Cross-Sector Coordination for Emergency Preparedness and Response：Action Steps for Public Health，Law Enforcement，the Judiciary and Correc-tions：http：//www2a. cdc. gov/phlp/docs/CDC_BJA_Framework. pdf

（详见能力 1：社区防范；能力 4：应急公共信息和预警）

计划2：书面计划应包括根据已有的社区风险评估和事件严重性，向公共卫生领导提出问题的决策矩阵和建议选项，决策树的端点与"剧本"的章节相对应（详见能力 1：社区防范）。

技能和培训 1：参与非药物干预实施或建议的公共卫生人员应接受有关使用辖区的非药物干预决策矩阵方面的知识培训。

推荐的资源

—Association of Schools of Public Health，Competency for Decision Making under E-mergency Conditions：http：//www. asph. org/userfiles/PreparednessCompetency-ModelWorkforce-Version1. 0. pdf

技能和培训 2：对公共卫生人员的培训应着眼于其任务、职责以及资源确认。

推荐的资源

—Training pages on CDC's emergency website：http：//emergency. cdc. gov/training/（See：Quarantine and Isolation，Sanitation and Hygiene，Water-Related Hygiene，Radiation Emergencies）

功能 3：实施非药物干预

与卫生合作伙伴、政府机构、社区部门（如教育、社会服务、宗教和商业）和司法当局（如执法、司法官员和交通运输）协调，提出可操作的、必要时可强制实施的非药物干预建议。

任务

该功能由具有下列任务的能力所构成：

任务 1：突发事件发生时，与辖区的官员（如执法、医疗和学校）进行协调，启用非药物干预地点（如隔离或检疫地点）。

任务 2：突发事件发生时，协助社区合作伙伴对非药物干预对象提供支持服务（如医疗保健及精神卫生）（详见能力 1：社区防范；能力 7：群体性事件处置；能力 10：医疗需求激增事件）。

任务 3：突发事件发生时，必要时可向行政官员（如应急管理、执法、学校及部落实体）和相关组织（如商场/商店的业主、宗教团体、会议中心/事件协调员）提出自愿或强制关闭聚会场所和终止事件的建议[243]。

任务 4：突发事件发生时，必要时可联合行政官员（如应急管理、执法和交通运输）提出自愿或强制限制活动的建议。

任务 5：根据要求，通过与 CDC 的全球移民和检疫部门、港口当局以及事件相关的行政官员协调，启动管理和扣留入境口岸旅客的司法程序[244]。

任务 6：突发事件发生时，要确保对可能受到污染或已被污染的个人进行外部清洁的能力。

任务 7：突发事件发生时，教育并告知公众、应对机构和其他合作伙伴相关的干预措施（详见能力 4：应急公共信息和预警）。

绩效指标

目前，该功能尚无 CDC 确定的绩效指标。

资源要素

注意：辖区必须拥有或能获得优先等级的资源要素。

计划1（优先）：书面计划应包括与卫生保健联盟和其他社区合作伙伴签订的协议，协调支持在实施隔离或检疫期间对干预对象的服务[245-248]（详见能力 10：医疗需求激增事件）。

计划2（优先）：书面计划应包括支持将来自入境口岸的可能暴露的旅行人群与一般人群分开的程序。计划应至少包括但不限于下列要素[249]：

—入境口岸或附近确定用于隔离团体的资源（如工作人员、设施和设备）

—对于确定的设施，根据不同团体的规模，制订可扩展计划

—地方和州传染病应对计划要与 CDC 全球移民和检疫部指南一致[250]

—针对可能暴露者的扣押、检疫、有条件释放和患者隔离所适用的国家/地方司法权

—运送团体至预先确定的地点并能保证安全的程序

推荐的资源

—Pandemic Influenza Federal Guidance 2008，Appendix B. 2：
http://www.pandemicflu.gov/news/guidance031108.pdf

计划3：书面计划应包括在指定地点协调和/或实施隔离或检疫的程序。计划应至少包括但不限于以下要素[251-253]：

　　—非药物干预条件下预先确定的用于团体居住的场所

　　—与场所拥有者签订使用场所的谅解备忘录或协议书

　　—指定场所所需设备的书面协议

　　—将场所转化为干预所需环境（如将房间改为负压病房）的过程

　　—在现场实施管理的时间框架

　　—必要时将场所恢复到正常运行状态，包括净化和卫生处理的过程

　　—记录辖区或联邦层面可能的补偿开支

计划4：书面计划应包括与为非药物干预对象提供服务的精神/行为卫生专家签订的谅解备忘录或协议书。服务应包括但不限于以下要素：

　　—支持确定需要精神/行为卫生服务的对象（如在隔离或检疫期间）

　　—亲自或通过通信方式（如电话、网络或电视电话会议）提供服务的协议

计划5：书面计划应包括支持协调人群监测和个人外部清洁的协议。协议至少应包括但不限于以下要素：

　　—根据放射/核问题专家确定的特定事件标准水平进行筛查

　　—对暴露的和可能暴露的人群进行登记，包括收集姓名、住址、联系信息和事件发生时人员所处位置等信息，并协调经清洁培训的组织，在指定地点建立外部清洁工作站，消除和/或存放污染物

推荐的资源

　　—Population Monitoring in Radiation Emergencies：

　　http：//emergency. cdc. gov/radiation/pdf/population-monitoring-guide. pdf

计划6：书面计划应包括模板或针对实际干预工作的公众教育资料，可以是最近编写的或事件发生时根据已有资料改编而成的资料。资料应至少包括下列要素：

　　—公众如何获得信息（如热线电话）

　　—必要时，公众应该或不应该以及在何时、何地就诊

　　—如何预防传染/暴露

　　—根据事件需要，采取洗手和其他保护性行为

推荐的资源

　　—Clean Hands Save Lives，CDC：http：//www. cdc. gov/cleanhands/

　　—H1N1 Prevention and Treatment：

　　http：//www. flu. gov/individualfamily/prevention/index. html

　　—Hygiene and Sanitation After a Disaster or Emergency，CDC：

　　http：//emergency. cdc. gov/disasters/floods/sanitation. asp

　　—Protect Yourself and Your Family from Debris Smoke，CDC：

　　http：//www. cdc. gov/nceh/airpollution/airquality/debris_smoke. htm

技能和培训 1：对参加或支持辐射应急社区接待中心工作的公共卫生人员的培训应包括下列活动[254-255]：

—根据所需空间的大小、辐射事件预期的严重性和社区人群的需求来确定社区接待中心的地点

推荐的资源

☐ Virtual Community Reception Center：

http：//www. emergency. cdc. gov/radiation/crc/vcrc. asp

—建立人群管理模式，包括制订流程/病例分类程序和在人群监测期间给病例分发信息表

—使用现场设备监测外部污染

推荐的资源

☐ Virtual Community Reception Center：

http：//www. emergency. cdc. gov/radiation/crc/vcrc. asp

☐ Population Monitoring in Radiation Emergencies：A Guide for State and Local Public Health Partners：

http：//www. emergency. cdc. gov/radiation/pdf/population-monitoring-guide. pdf

☐ Radiation Emergency Assistance Center Training/Training Site：

http：//orise. orau. gov/reacts/

—确定和满足高危人群的功能性需求

—便于将有心理创伤的个体转介到精神/行为卫生机构

—建立并保持与负责设备、人员、技术的联邦机构联系

推荐的资源

—Radiation Emergencies Virtual Reception Center Application，CDC：

http：//emergency. cdc. gov/radiation/crc/vcrc. asp

—Handbook for Responding To A Radiological Dispersal Device（Dirty Bomb）First Responder's Guide：

http：//www. crcpd. org/RDD_Handbook/RDD-Handbook-ForWeb. pdf

—Population Monitoring in Radiation Emergencies：

http：//emergency. cdc. gov/radiation/pdf/population-monitoring-guide. pdf

功能 4：督导非药物干预

监测干预措施的实施和有效性，根据事件进展调整干预方法和范围，并决定不再需要干预的级别或标准。

任务

该功能由具有以下任务的能力所构成：

任务 1：评价传播、污染和感染的程度及暴露的严重性（详见能力 13：公共卫生监测和流行病学调查）。

任务2： 向所有参与干预的机构分发有关干预影响的事态进展报告[256]（详见能力3：应急管理协调；能力6：信息共享）。

任务3： 根据事件进展，修订对非药物干预的建议，包括建议干预强度升级或降级（详见能力13：公共卫生监测和流行病学调查）。

任务4： 记录地方辖区采取的非药物干预行动，并记录来自社区合作伙伴协助干预的反馈信息，将其作为事件行动后报告的一部分。

绩效指标

目前，该功能尚无 CDC 确定的绩效指标。

资源要素

注意：辖区必须拥有或能获得优先等级的资源要素。

计划1： 书面计划应描述卫生部门在社区合作伙伴的协助下如何监测已知病例/暴露人口，包括但不限于完成下列任务的过程[257]：
- —社区合作伙伴与卫生部门共享监测信息
- —针对在社区自愿接受干预的已知或可疑家庭，支持进行短期和长期随访（2008 Pan Flu Ops Review，Population Monitoring in Radiation Emergencies：http：//emergency. cdc. gov/radiation/pdf/population-monitoring-guide. pdf）
- —确保敏感信息的安全储存和检索（详见功能6：信息共享）

计划2： 书面计划应包括记录社区合作伙伴采取干预行动的相关反馈信息，并将其作为事件行动后报告的一部分[258-259]。

推荐的资源
- —Homeland Security Exercise and Evaluation Program，Participant Feedback Form：https：//hseep. dhs. gov/hseep_vols/allDocs. aspx？a＝P（first document in list）

设备和技术1： 拥有或能够获得设备以支持事件数据的收集和汇编（如电子通信和数据存储设备）（详见能力6：信息共享）。

（陈恩富　译）

能力 12：公共卫生实验室检测

> 公共卫生实验室检测是指能开展快速和常规的检测、鉴定、确证试验、资料报告、调查支持和实验室网络建设，以确定真实和潜在危险因素的暴露[260]。危险因素包括在多种场所（包括临床标本、食品和环境标本，如水、空气和土壤）检出的化学性、放射性和生物学因子[261]。该能力支持常规监测，包括事件前、事件后和暴露后监测[262-263]。

该能力由具有如下功能的能力所构成：

功能 1：实验室检测管理
功能 2：实施标本管理
功能 3：应对常规和突发事件的检测及分析能力
功能 4：支持公共卫生调查
功能 5：报告结果

功能 1：实验室检测管理

辖区内人、食品、兽医和环境检测实验室工作网络实现资源共享，并对其信息交流实施管理和协调，以应对化学、生物、放射性、核、爆炸以及其他公共卫生威胁。

任务

该功能由具有以下任务的能力所构成：

任务 1：与辖区内实验室和实验室网络交换信息和数据（详见能力 6：信息共享）。

绩效指标

该功能的 CDC 确定的绩效指标如下：

指标 1：哨点临床实验室承认收到由 CDC 公共卫生应急防范（PHEP）基金资助的实验室应对网络生物（LRN－B）实验室发出的紧急通知的时间
　　—开始时间：CDC PHEP 基金资助的实验室向首个哨点实验室发送紧急通知的时间
　　—中间的终止时间：至少有 50% 的哨点实验室承认收到紧急通知的时间
　　—中间的终止时间：至少有 90% 的哨点实验室承认收到紧急通知的时间
　　—终止时间：最后一个哨点实验室承认收到紧急通知的时间
指标 2：实验室人员最早报告在 CDC PHEP 基金资助的实验室上班的时间
　　—开始时间：指定的公共卫生官员电话通知实验室人员到 CDC PHEP 基金资助的实验室上班的日期和时间
　　—终止时间：实验室人员首次报告在 CDC PHEP 基金资助的实验室上班的日期和时间

资源要素

注意：辖区必须拥有或者能获得优先等级的资源要素。

计划1 (优先)：书面计划至少应包括辖区内经认证的实验室和实验室网络[264-265]，并包括与以下实验室和团队相互交流的程序：

—辖区内的实验室应对网络生物（LRN-B）参比实验室

　□ 支持和确保辖区内 LRN-B 参比实验室与所有 LRN-B 哨点实验室和所有其他 LRN-B 参比实验室的交流

—辖区内的 CDC 实验室应对网络化学（LRN-C）实验室

—辖区内的 CDC 实验室应对网络放射（LRN-R）实验室（如果项目资金可获得时）

—辖区内的其他州实验室

　□ 如非实验室应对网络的公共卫生、环境、农业、兽医和大学的实验室

—辖区内的联邦实验室网络和成员实验室

　□如食品紧急应对网络、国家动物卫生实验室网络和环境应对实验室网络

—化学和放射暴露事件（如食物中毒）的毒物控制中心

计划2 (优先)：书面计划应包括以下要素：

—发生公共卫生事件时联系哨点实验室的书面程序[266]

—整个辖区内与化学、生物、放射、核和爆炸应对相关机构之间的协调及其标准应对指南

　□如美国材料与试验协会的初步应对可疑生物威胁因子操作指南

计划3：书面计划应包括确保化学实验室、放射实验室、生物实验室操作连续性的程序和方案（如操作连续性计划或附件），根据联邦指南选择因子，该指南需每年更新[267]。操作连续性不仅包括检测不明因子或异常因子的能力，而且也包括常规检测能力（如新生儿筛查方法的确认）[268]。计划应至少包括下列要素：

—实验室应有备用的设施供应并能在短期（如 72 小时）内维护好检测区和辅助区，以防局部设施损坏

—与其他机构签订合适的正式或非正式协议以接管重要的检测

—实验室人员患病

—设备故障

建议的资源

—Association of Public Health Laboratories，Guidelines for the Public Health Laboratory Continuity of Operations Plan：

http：//www.aphl.org/aphlprograms/phpr/Documents/PHL COOP Guidelines.pdf

技能和培训 1：实验室人员应知道目前的国家政策和实践。可通过派辖区内的化学、放射学、生物学代表参加实验室应对网络（LRN）的国家级会议来保持这种理解力。此外，还建议如有可能，每个实验室应对网络的主任也应参加国家级会议。

技能和培训 2：工作人员中至少有一名成员能够协调个人安全和方法培训、计划及指南，并能将哨点和首批应对者团体扩展到整个辖区。这些人员应协调生物学、化学和放射学等领域的活动。基于辖区情况，这些岗位应由一名或一名以上有足够经验并接受过岗位培训的人员来担任。

设备和技术 1：辖区拥有或者能获得确定的实验室应对网络生物（LRN-B）高级哨点实验室、LRN-B 参比实验室、实验室应对网络放射（LRN-R）实验室（如有项目基金时）、实验室应对网络化学（LRN-C）实验室，以及与辖区公共卫生机构合作的辖区内外实验室的最新联系信息数据库[269]。

功能 2：实施标本管理

收集、处理、包装、运输、接收、储存、检索和清理标本时，要实施现有的适用的实验室应对网络的方案和程序［以及其他强制性程序，如国际航空运输协会（IATA）和美国交通运输部（DOT）的强制性程序］。

任务

该功能由具有以下任务的能力所构成：

任务 1：处理、包装和运送标本要遵守制定的 IATA/DOT 和实验室的特殊协议。

任务 2：维持整个标本管理过程的监管链。

绩效指标

该功能的 CDC 确定的绩效指标如下：

指标 1：哨点临床实验室送到 CDC PHEP 基金资助的 LRN-B 实验室作确认或排除试验，并确保无任何不良质量事件的 LRN 临床样本的百分比。

　　—分子：哨点临床实验室送到 CDC PHEP 基金资助的实验室作确认或排除试验，并确保无不良质量事件的 LRN 临床样本数

　　—分母：哨点临床实验室送到 CDC PHEP 基金资助的实验室作确认或排除试验的 LRN 临床样本总数

指标 2：首批应对者送到 CDC PHEP 基金资助的 LRN－B 实验室作确认或排除试验，并确保无不良质量事件的 LRN 非临床标本的百分比。

　　—分子：首批应对者送到 CDC PHEP 基金实验室作确认或排除试验，并确保无不良质量事件的 LRN 非临床标本数

　　—分母：首批应对者送到 CDC PHEP 基金资助的实验室作确认或排除试验的 LRN 非临床样本总数

指标 3：CDC PHEP 基金资助的 LRN－C 实验室收集相关标本做临床化学分析，以及包装和运送这些标本的能力。

　　—样本收集、包装和运送演习结果（通过/不通过）

资源要素

注意：辖区必须拥有或者能获得优先等级的资源要素。

计划1：书面计划应包括样本收集、分类、包装、运送、传送、处理、储存和清理的程序和方案。样本的收集程序需提供随时联系的信息和递送标准。

计划2：书面计划应包括运输安全问题，至少应包括[270]：

    —LRN-B：病原体和毒素法规

    —LRN-C：化学卫生计划

    —LRN-R：如果可以获得项目资助，应制订放射安全和保密计划

计划3：书面计划应包括监管链的协议。监管链的法定程序须符合联邦合作者（如联邦调查局）提出的最少证据控制程序的需求（如 LRN，实验室网络联盟）[271]。

计划4：书面计划应包括以适当的程序来维持取样和/或运送备用物品，或显示已获得或能随时获得这些物品的能力[272]。

技能和培训 1（优先）：负责样本管理的实验室工作人员必须持有样本运送和包装程序的实验室人员证明，并符合国家和州的要求（如样本收集、包装和运送，运载包装）。

技能和培训 2：记录对实验室人员和标本运送者进行的有关监管链程序的培训，每年至少更新一次。记录应包括培训日期和培训方式（如正规培训或师资培训）。正规培训实例：CDC 课程和 CD 或 DVD 课程，通过正式证明来确认完成。

技能和培训 3：确保能根据 DOT/IATA 规定为使用商业载体的 LRN 实验室人员提供包装和运送的培训或使其获得包装和运送培训的信息。

  建议的资源

    —Association of Public Health Laboratories 902-11 SS Preparing Category B Infectious Substances for Transport：https：//www. aphlnet. org/eweb/DynamicPage. aspx？Site＝aphl&WebKey＝6d83bd79-2883-4c00-b426-0fffa422658b

    —World Health Organization Infectious Substances Shipping Training http：//www. who. int/ihr/i_s_shipping_training/en/index. html

    —Saf-T-Pak (http：//www. saftpak. com/)

    —IATA (http：//www. eduwhere. com)

技能和培训 4：记录对实验室人员进行的有关处理标本过程中人身安全实践的培训，每年至少更新一次。记录应包括培训日期和培训方式（如正规培训或师资培训）。正规培训实例：CDC 课程和 CD 或 DVD 课程，通过正式证明来确认完成。

技能和培训 5：要有适当的管理要求，并需包括以下要素：

    —有效的精选的病原体登记号（仅 LRN-B 实验室）

    —美国农业部/动植物卫生检验局/畜牧兽医服务部运输许可证（仅 LRN-B 实验室）

    —核管理委员会或州许可要求（如有项目基金，仅 LRN-R 实验室）

技能和培训 6：州公共卫生实验室协调员或被授权人应对样本收集、包装、标签、运送和监管链程序提出合适的建议。

设备和技术1： 拥有或能够获得标本采集和/或运输备用物品以及及时采购物品的临时协议。

功能3：应对常规和突发事件的检测和分析能力

开展或与领导机构协作，使用CDC提出的可用和适用的协议及程序（如LRN）检测化学、生物学、放射性、核和爆炸标本，通过检测、鉴定和确认试验来确定公共卫生事件。检测对象可包括临床、食品和环境标本。

任务

该功能由具有以下任务的能力所构成：

任务1： LRN-B实验室为临床、食品和环境标本提供快速和常规检测的参比级水平。

任务2： 根据LRN-C实验室检测方法开展化学实验室检测。

任务3： 如有项目基金，可根据LRN-R实验室检测方法开展放射和核实验室检测。

绩效指标

该功能的CDC确定的绩效指标如下：

指标1： LRN-C能力检测（核心方法）成功通过CDC PHEP基金资助实验室测试的比例。
　　—分子：LRN-C核心方法成功通过CDC PHEP基金资助实验室测试的数量
　　—分母：LRN-C核心方法参加CDC PHEP基金资助实验室认证的总数

指标2： LRN-C能力检测（附加方法）成功通过CDC PHEP基金资助实验室测试的比例。
　　—分子：LRN-C附加方法成功通过CDC PHEP基金资助实验室测试的数量
　　—分母：LRN-C附加方法参加CDC PHEP基金资助实验室培训检测的总数

指标3： LRN-B能力检测成功通过CDC PHEP基金资助实验室测试的比例。
　　—分子：LRN-B能力检测成功通过CDC PHEP基金资助实验室测试的数量
　　—分母：LRN-B能力检测参加CDC PHEP基金资助实验室认证的总数

资源要素

注意：辖区必须拥有或者能获得优先等级的资源要素。

计划1（优先）： 书面计划应包括以下应对突发事件检测的能力：
　　—根据短期（如天）和长期（周、月）应对工作，选择优化常规和应对突发事件的工作人员、设备和设备来源的程序。这些选项也应根据LRN或其他资源的最佳实践和模型而制订
　　—对于实验室如何管理针对突发事件的检测应提出政策分类，包括：
　　　　☐将标本转送到其他辖区实验室
　　　　☐根据标本类型，安排优先检测顺序

□根据风险或威胁评估，安排优先检测顺序

□确定突发事件期间新生儿筛查的可能性。可通过与商业机构签署协议备忘录或合同来确保新生儿筛查[273]。

—应根据一级和二级 LRN-C 实验室的要求，确保实验室检测和报告能加班完成（不适用于领地）

—如果可获得项目基金，应根据 LRN-R 实验室的要求，确保实验室检测、质量确认和控制审核以及报告能加班完成

计划2（优先）：书面计划应至少包括签订供应合同和服务协议作为预防性措施，至少对用于 LRN 方案、程序、方法的设备和仪器应有相应的协议。计划也应包括确保用于 LRN 方案、程序、方法的设备和仪器可根据制造商的说明书来检查和/或验证的方案。

计划3：书面计划应包括将可疑样本（如来自哨点实验室或第一应对者）送到 LRN 参比实验室的流程指南。

计划4：书面计划应考虑到物品的可获得性，包括确定多个卖家来供应重要的商品化试剂和物品。

计划5：书面计划应包括应对突发事件或事故的高效的实验室操作程序和方法。

技能和培训1（优先）：参与放射或核试验的实验室必须在 LRN-R 实验室（如果项目基金可获得）能力测试项目合格后，才能通过以下途径由 LRN-R 实验室转介所有分析方法：

—如果项目基金可获得，则应参加 LRN-R 培训

—完成相关的实验室验证演习，根据每个分析方法的最低标准展示成绩和准确性

技能和培训2（优先）：LRN-B 参比实验室必须具有 LRN-B 检测的能力，对安全的 LRN 网站上发布的高危环境标本检测名录里的所有病原体/标本类型/各种试验都能检测。

技能和培训3（优先）：所有的 LRN 实验室（不包括 LRN-B 哨点实验室）必须通过 LRN 能力测试，达到合格。

技能和培训4（优先）：参加化学检测的实验室必须通过下列途径达到 LRN-C 实验室能力测试规范、合格的要求：

—核心 LRN-C 检验方法包括所有一级水平（仅为能应对突发事件的实验室）和 CDC 转介的二级分析方法。核心 LRN-C 检验方法应在 LRN 网站上进行确认，并每年至少更新一次

—每年至少需要验证和认证一种新的分析方法

技能和培训5：应对常规开展 LRN 检测的人员和具有应对突发事件检测能力的工作人员开展的 LRN 方法培训做好记录，并每年至少更新一次。记录应包括培训日期和培训方式（如正规培训或师资培训）。正规培训有 CDC 课程和 CD 或 DVD 课程，通过正式证明确认完成。

技能和培训 6: 如果可能的话（但不是必须），分别派遣从事化学、放射学、生物学实验室检测的代表参加有关技术能力的会议。

技能和培训 7: 每个应对一级突发事件的 LRN-C 实验室派遣至少一名代表参加两年一次的 LRN 应对一级突发事件能力的会议。

技能和培训 8: 应对常规开展 LRN 检测的人员和具有应对突发事件检测能力的工作人员开展的安全培训做好记录，并每年至少更新一次。记录应包括培训日期和培训方式（如正规培训或师资培训）。正规培训有 CDC 课程和 CD 或 DVD 课程，通过正式证明确认完成。

技能和培训 9: 要进行 LRN-C 临床检测的认证，至少要通过合适的认证机构认定〔如至少要通过美国临床实验室改进修正案（Clinical Laboratory Improvement Amendments，CLIA）和美国病理学家学会（College of American Pathologists，CAP）的认证〕。

技能和培训 10: 要进行 LRN-B 临床检测的认证，至少要通过合适的认证机构认定（如至少要通过 CLIA 和 CAP 的认证）。

技能和培训 11: 要进行 LRN-R 临床检测的认证，至少要通过合适的认证机构认定（如至少要通过 CLIA 和 CAP 的认证）。

设备和技术 1: 拥有或能获得生物安全三级实验室。

设备和技术 2: 实验室拥有和维持至少一种仪器用来进行快速核酸检测和抗原检测。仪器已列入目前的设备清单，该清单在安全的 LRN 网站上每年更新。

设备和技术 3: 二级实验室拥有和维持至少一种仪器用来检测 LRN 化学因子。化学因子已列入目前的设备清单。该清单在安全的 LRN 网站上每年更新，并可显示一级（仅应对突发事件的实验室）和二级方法检测的资格状况。

设备和技术 4: 一级实验室必须获得和维持每种方法所列出的附加的支持设备和物品。

设备和技术 5: LRN-R 实验室（如果有项目资金）拥有或者维持设备，并有工作人员可操作至少一种仪器来检测 LRN 放射学因子。这些因子已列入 LRN-R 设备清单，并在安全的 LRN 网站每年更新。

设备和技术 6: 有清单目录和检测材料的可靠来源，包括 CDC/LRN 提供的分析物特异的试剂盒、辅助试剂、对照菌株、校准标准和 LRN 分析方法所需的实验用品。

设备和技术 7: 拥有或能获得 LRN 分析所需的设备。

功能 4：支持公共卫生调查

为流行病学家、卫生保健人员、执法、环境健康、食品安全和毒物控制工作提供分析和调查支持，帮助确定公共卫生事件的原因、来源并确定其特征。

任务

该功能由具有以下任务的能力所构成：

任务1：建立和维持向第一应对者和其他卫生调查社区伙伴的调查提供分析性支持的能力（详见能力13：公共卫生监测和流行病学调查）。

任务2：为辖区卫生部门、第一应对者和其他卫生调查社区伙伴提供有关样本采集、管理和安全方面的调查咨询和技术支持（详见能力13：公共卫生监测和流行病学调查）。

绩效指标

该功能的CDC确定的绩效指标如下：

指标1：完成向CDC、待命实验室人员和待命流行病学家下达通知的时间。
　　—开始时间：CDC应急管理部门官员开始通知待命实验室工作人员的日期和时间
　　—终止时间：待命流行病学家（在接到待命实验室人员通知后）向CDC应急管理部门报告通知演练完成的日期和时间

指标2：完成向CDC、待命流行病学家和待命实验室人员下达通知的时间。
　　—开始时间：CDC应急管理部门官员开始通知待命流行病学家的日期和时间
　　—终止时间：待命实验室人员（在接到待命流行病学家通知后）向CDC应急管理部门报告通知演练完成的日期和时间

资源要素

注意：辖区必须拥有或者能获得优先等级的资源要素。

计划1：书面计划必须包括协调活动、获得下列团体支持并与下列团体分享数据的过程：
　　—毒物控制中心，可作为应对化学暴露事件（如食物中毒）的资源（详见能力13：公共卫生监测和流行病学调查）。
　　—第一应对者（如警察，火灾、危险物品应急队）是识别明显化学、放射学或者生物学暴露事件的最初来源（详见能力14：应对者安全和健康）
　　—对未知标本的现场分析，民间支援队要建立其与公共卫生、生物、放射和化学实验室之间的技术联系
　　—卫生保健人员在应对过程中包装和运送样本以及随后接收样本分析结果（详见能力7：群体性事件处置；能力10：医疗需求激增事件）
　　—与临床医生、医院、卫生部门和实验室密切联系的流行病学家（详见能力13：公共卫生监测和流行病学调查）
　　—兽医诊断或食品安全实验室，必要时为动物提供服务和调查食品（详见能力13：公共卫生监测和流行病学调查）
　　—地方执法和联邦调查局地区办公室应对各种环境样本（包括化学、生物学、放射学样本和爆炸物）进行筛检和分类（详见能力3：应急管理协调）
　　—州应急管理中心以及州和地方负责应急工作的其他官方部门，包括州际应急管理互助协议（Emergency Management Assistance Compact，EMAC）[274-275]（详见能力3：应急管理协调）

计划2：必要时，书面计划应包括由选择的合作机构发布和接收信息的程序。

技能和培训1：公共卫生实验室管理者和主任应接受CDC公共卫生法项目101和流行病学课程的培训（见 http：//www.cdc.gov/phlp）。

功能5：报告结果

在法律法规允许的情况下，向公共卫生官员、卫生保健人员和其他机构或个人提供实验室结果和发送实验室数据。

任务

该功能由具有以下任务的能力所构成：

任务1：实时向相关的公共卫生、公共安全和执法官员通报临床、食品和环境样本中化学、放射学、生物恐怖制剂的疑似和/或确认的实验室结果（详见能力6：信息共享）。

任务2：向CDC和所有送检者发送化学、放射学、生物恐怖制剂的疑似和确认的实验室结果（详见能力6：信息共享）。

绩效指标

目前该功能的CDC确定的绩效指标如下：

指标1：CDC PHEP基金资助的实验室向公共卫生伙伴机构通报重要实验室结果的时间[276]
—开始时间：CDC PHEP基金资助的实验室获得重要实验室结果的时间
—终止时间：CDC PHEP基金资助的实验室完成向公共卫生伙伴机构通报重要实验室结果的时间（如不同时通知伙伴机构，则以最后一个公共卫生伙伴机构接到通报的时间为准）

资源要素

注意：辖区必须拥有或者能获得优先等级的资源要素。

计划1：书面计划应包括确保记录管理系统绝对安全和得到维护的程序及协议[277-278]（详见能力6：信息共享）。

计划2：书面计划应包括数据交换程序，并在法律法规允许范围内，与执法、公共安全和其他机构共同合作以应对公共卫生威胁。这些程序应说明数据的安全性和信息的适当公开[279-281]（详见能力6：信息共享）。

计划3：书面计划应包括通报程序，详细说明报告结果的过程。可根据每个LRN-B实验室、LRN-C实验室或LRN-R实验室（如果可获得项目基金）的通报政策和/或实验室特殊政策，使用安全联系方法向相关的卫生调查伙伴通报提示暴发或暴露的检测结果[282]（详见能力3：应急管理协调；能力6：信息共享）。

计划4：书面计划应包括根据LRN数据发送和实验室特殊政策来确保在规定时间框架内发送数据的协议。

设备和技术 1（优先）：每个 LRN 实验室要建立、获得和配置辖区实验室信息管理系统，并根据 CDC 确定的标准将检测数据发送到 CDC（这样可减少将数据重复录入到多重数据交换系统，例如只需将数据录入至结果传输者处或其他数据交换系统就能发送到 CDC、公共卫生合作者及其他上传者处）[283-284]。配置辖区实验室信息管理系统包括以下要素：

—制订项目计划，将地方实验室信息管理方案的数据发送到 CDC 和其他合作者处，并能接收来自实验室信息管理方案的数据

—把地方字码转换为联邦政府标准字码（如 LRN-B 检测配置和词汇要求、LRN-B 实验室结果通知指南）

—与 IT 支持员工合作，或者与熟悉联邦标准（如实验室信息管理系统整合、公共卫生实验室合作项目）和工业标准［如观测结果标识符逻辑命名与编码系统（LOINC）、医学系统术语、HL7 卫生信息交换标准］的辖区实验室信息管理系统供应商签订合同协议，来配置辖区的实验室信息管理系统

—通过发送测试信息到 CDC 来确证辖区实验室信息管理系统的功能和信息结构

—确保卫生信息基础设施和监测系统能对来自电子病历的标准电子信息进行接收、加工和分析，这些信息是根据以下文件确定的：美国医疗保险与医疗补助服务中心（Centers for Medicare and Medicaid Services，CMS）（美国联邦法规第 42 卷第 412、413、422 部分等）医疗保险与医疗补助规划；电子病历行动规划；最后法规（2010 年 7 月 28 日由美国联邦公告发布于 http：//edocket. access. gpo. gov/2010/pdf/2010-17207. pdf）和美国卫生信息技术协调者办公室（美国联邦法规第 45 卷第 170 部分）卫生信息技术：最初成套标准、实施规范和电子病历技术的认证标准；最后法规（2010 年 7 月 28 日由美国联邦公告发布于 http：//edocket. access. gpo. gov/2010/pdf/2010-17210. pdf 和 http：//healthit. hhs. gov/portal/server. pt/community/onc regulations faqs/3163/faq 3/20765）。

设备和技术 2：确保辖区里每个实验区至少有一名成员有工作电子证书［LRN-B、LRN-C 和 LRN-R（如果项目基金可获得）］，可进入电子结果报告系统。

设备和技术 3：拥有或能获得至少一台工作计算机，可进入 LRN 和合作者的电子报告系统。

设备和技术 4：至少在必要时，拥有或能获得向 LRN-B、LRN-C 和 LRN-R 实验室（如果项目基金可获得）报告结果的机制（如自动或电子）[285]。

（邹　艳　译）

能力 13：公共卫生监测和流行病学调查

公共卫生监测和流行病学调查是指建立、维持、支持和加强常规监测与侦查系统及流行病学调查过程，并扩展这些系统和过程，以应对突发公共卫生事件的能力[286]。

该能力由具有下列功能的能力所构成：

功能 1：开展公共卫生监测和侦查
功能 2：进行公共卫生和流行病学调查
功能 3：推荐、监测和分析控制措施
功能 4：改善公共卫生监测和流行病学调查系统

功能 1：开展公共卫生监测和侦查

持续、系统地收集、分析、解释和管理公共卫生相关资料，以证实突发公共卫生事件和威胁，描述其特征，并对事件的各个阶段进行有效管理。

任务

该功能由具有以下任务的能力所构成：

任务 1：要求和支持辖区确定的相关机构提供卫生资料以支持常规监测，包括除突发事件外的日常活动，以及支持应对确定的突发公共卫生事件或威胁。

任务 2：根据疾病情况（如慢性病并发症、伤害或怀孕），利用应报告疾病的监测、生命统计、症状监测、出院摘要、基于人口的调查、疾病登记和主动搜索病例等数据，开展常规的和事件特异的发病率和死亡率监测（详见能力 6：信息共享）。

任务 3：向公共卫生和其他相应的辖区领导机构提供统计数据和报告，以确定在自然或人为突发事件或威胁期间可能产生不良健康结果的高危人群。

任务 4：维持监测系统以确定健康问题、威胁、环境危害，获得报告并及时对其作出相应的应对（或调查）[287]（详见能力 6：信息共享）。

绩效指标

该功能的 CDC 确定的绩效指标如下：

指标 1：公共卫生机构在法定时限内收到所选的应报告疾病的报告比例[288]
　　　　—分子：公共卫生机构在法定时限内收到所选的应报告疾病的报告数
　　　　—分母：公共卫生机构收到所选的应报告疾病的报告数

资源要素

注意：辖区必须拥有或能够获得确定为优先等级的资源要素。

计划1（优先）：书面计划应记录法律和程序性框架，以支持与各种社区合作伙伴（包括为有色人种和部落提供社区服务的伙伴组织）进行强制的和自愿的信息交流[289]。

计划2（优先）：书面计划应包括按照辖区和联邦法律来获得卫生信息，并通过制定安全和隐私政策来保护个人健康信息的程序和协议（详见能力6：信息共享）。

计划3（优先）：书面计划应包括收集和分析下列资料的程序和协议[290]：

　—应报告疾病的监测（即辖区法律授权应实名向公共卫生机构报告的疾病）。辖区应计划使用国家的有意义的使用标准（Meaningful Use standards）从卫生保健人员获取应报告疾病的电子版实验室报告[291]（详见能力6：信息共享）

　—症状监测系统。鼓励辖区建立或参加此种监测系统来监测疾病或伤害的发病趋势，并提供事态报告供卫生保健之用[292]

　　□鼓励参加CDC生物传感数据共享计划（详见能力6：信息共享）

　—主要死因监测，包括将生命统计用作数据来源（详见能力5：死亡事件管理）

　—主要病因监测

　　推荐的资源：Natural Disaster Morbidity Surveillance Individual Form[293]：

　　　　　　　http：//www. bt. cdc. gov/disasters/surveillance/pdf/NaturalDisas-terMorbiditySurveillanceIndividualForm. pdf

　—书面计划应能适应新发现或新出现的公共卫生威胁

也应考虑从下列来源收集和分析数据：

　—环境条件[294]

　—出院摘要

　—来自精神/行为卫生机构的信息

　—基于人群的调查[295]

　—疾病登记

　—免疫登记/免疫信息系统

　—主动搜索病例（如通过查阅医疗日志和记录）

　（详见能力1：社区防范；能力6：信息共享；能力10：医疗需求激增事件）

计划4（优先）：书面计划应包括确保卫生部门开通24小时热线电话（如指定热线电话或适当的联系人接收报告）以收集、审核和应对潜在性健康威胁的报告[296-297]（详见能力3：应急管理协调）。

计划5（优先）：书面计划应包括在指定时限内向CDC报告国家法定传染病病例的程序和协议，包括必要时的立即报告。个人健康信息的电子交换应遵守相应的患者隐私相关法律和标准，包括州和领地法律。这些法律和标准包括医疗保险携带与责任法案（HIPAA）、经济与临床健康的健康信息技术法案（HITECH）以及美国标准与技术研究院和美国卫生和人类服务部国家卫生信息技术协调办公室（ONC）的标准。计划应包括利用CDC的公共卫生信息网病例报告信息图指南转为电子病例报告的程序。

推荐的资源

　— Case Notification Message Mapping Guides：

　　　http：//www. cdc. gov/phin/resources/guides/mmghomepagecasenotification. html

计划6：书面计划应包括当原来的法定疾病报告监测系统（即电子系统）在事件期间被破坏时开展监测的程序。该程序不仅要说明做好电子备份，而且要说明在没有电源或电子设施时如何开展监测。

推荐的资源

—Natural Disaster Morbidity Surveillance Individual Form：http：//emergency. cdc. gov/disasters/surveillance/pdf/NaturalDisasterMorbidity-SurveillanceIndividualForm. pdf

技能和培训1（优先）：进行数据收集、分析和报告以支持监测和流行病学调查的公共卫生人员至少应达到政府公共卫生机构中应用流行病学家能力和技能1级（Tier 1 Competencies and Skills for Applied Epidemiologists in Governmental Public Health Agencies）。

—当创建新的监测系统时，应考虑对具有政府公共卫生机构中应用流行病学家能力和技能1级的人员提供安全协助（如来自学术机构或州层面的工作人员）

—注意：要求有正式的教育学位，建议需要硕士学位但不作强制要求

推荐的资源

—Tier 1 Competencies and Skills for Applied Epidemiologists in Governmental Public Health Agencies：http：//www. cste. org/dnn/Portals/0/AEC_Summary_Tier1. pdf

—Tier 2 Competencies and Skills for Applied Epidemiologists in Governmental Public Health Agencies：http：//www. cste. org/dnn/Portals/0/AEC_Summary_Tier2. pdf

设备和技术1：拥有或能获得有关健康信息的基础设施和监测系统，能接受、加工、分析和共享数据用以监测和开展流行病学调查活动（详见能力6：信息共享）。

—个人健康信息的电子交换应遵守相应的个人隐私法律和标准，包括州或领地法律。这些法律和标准包括医疗保险携带与责任法案（HIPAA）、经济与临床健康的健康信息技术法案（HITECH）以及美国标准与技术研究院和美国卫生和人类服务部国家卫生信息技术协调办公室（ONC）的标准（详见能力6：信息共享）

设备和技术2：拥有或能获得与国家电子疾病监测系统兼容的系统，该系统能确定或报告下列内容：

—电子病例报告[298]，包括下列资料：

  □接到的病例报告数

  □病例报告分类：传染性或非传染性

—综合资料数据库[299]

—病例报告[300]，包括下列资料：

  □报告给CDC的病例数

  □报告给其他机构的病例数

—建立综合资料库或记录搜索器（locator），使个人的所有疾病报告都能被检索和核查

续

设备和技术 3：拥有或能获得为确保信息（如实验室检测安排、样品和结果）的电子化管理以及与医院、医生办公室、社区卫生中心和中毒控制中心交换信息所必需的设备。

功能 2：进行公共卫生和流行病学调查

确定病例来源或疾病暴发、伤害、暴露及其在人群中的决定因素（如时间、地点、人群、伤残状态、生存状态或其他指标），协调辖区和联邦合作伙伴，必要时向其报告分析结果摘要。

任务

该功能由具有以下任务的能力所构成：

任务 1：进行疾病、伤害或暴露的调查以应对自然或人为的威胁或事件，确保与辖区合作机构协调共同进行调查。如果怀疑有非法活动，应协调合作伙伴，包括执法者、环境卫生医师、公共卫生护士、妇幼卫生及其他管理机构。

任务 2：向地方卫生部门提供有关疾病、伤害或暴露以及监测、调查和应对方面的流行病学和环境公共卫生咨询、技术援助和信息[301]。

任务 3：必要时，向辖区和联邦合作伙伴报告调查结果（详见能力 6：信息共享）。

绩效指标

该功能的 CDC 确定的绩效指标如下：

指标 1：传染病暴发调查后撰写报告的百分比[302]
　　　　—分子：传染病暴发调查后撰写报告的数量
　　　　—分母：传染病暴发调查报告受调查数

指标 2：传染病暴发调查报告中包含所有基本要素的报告的百分比[303]
　　　　—分子：包含所有基本要素的传染病暴发调查报告数
　　　　—分母：形成报告的传染病暴发调查总报告数

指标 3：急性环境暴露调查后撰写报告的百分比[304]
　　　　—分子：急性环境暴露调查形成的报告数
　　　　—分母：急性环境暴露受调查数

指标 4：急性环境暴露调查报告中包含所有基本要素的报告的百分比
　　　　—分子：包含所有基本要素的急性环境暴露调查报告数
　　　　—分母：急性环境暴露调查形成的报告数

资源要素

注意：辖区必须拥有或能够获得优先等级的资源要素。

计划1（优先）： 书面计划应包括至少含有下列要素的调查报告模板[305-308]。

—背景——帮助确认事件特征的信息，包括：
　　☐受影响人群（如估计的暴露人口数和病例数）
　　☐位置（如场所或会场）
　　☐波及的地理区域
　　☐可疑的或已知的病因
—启动调查——有关收到通知并启动调查的信息，包括：
　　☐机构收到最初通知的日期和时间
　　☐机构启动调查的日期和时间
—调查方法——采用流行病学调查方法或其他调查方法，包括：
　　☐任何最初的调查活动（如核实实验室结果）
　　☐数据收集和分析方法（如病例搜索、队列/病例对照研究、环境调查）
　　☐与调查相关的工具（如流行曲线、罹患率表和调查表）
　　☐病例定义（必要时）
　　☐暴露评估和分类
　　☐审核第一应答者撰写的报告，环境媒介的实验室检测，审核环境检测记录，工业
　　　卫生学评价，调查问卷
—调查发现/结果——所有有关的调查结果，包括：
　　☐流行病学调查结果
　　☐实验室检测结果（可获得时）
　　☐临床结果（可获得时）
　　☐其他分析结果（可获得时）
—讨论和/或结论——调查结果的分析和解释，和/或由调查结果得出的任何结论。在
　　某些情况下，结论部分不进行讨论也是可以的
—控制疾病和/或预防/减轻暴露的建议——用以控制疾病传播或预防今后暴发，和/
　　或用以预防/减轻急性环境暴露效应的特异性控制措施或其他干预措施
—关键调查者和/或报告作者——姓名和头衔对确保与合作伙伴、临床医生和其他相
　　关者建立联系是至关重要的

计划2： 书面计划应包括辖区如何和何时进行针对卫生事件（如传染病暴发、伤害和其他
　　事件）和环境公共卫生危害调查的程序。根据调查，计划应至少包括下列信息：
—启动调查的触发点（如触发调查开始的要素/情况）
—何时开始调查
—确定高危人群的程序
—确定确诊病例或暴露以及假定的或可能的病例、暴露者的程序
—确保能追踪密切接触者或确定的暴露者的程序
—确保能确定传播、暴露和来源的程序
—对辖区内确诊病例、疑似病例、伤害或暴露进行地图标记/地理编码的程序

计划3： 书面计划应包括协调其他政府机构、关键相关机构和帮助高危人群应对不良健康
　　结果的组织开展调查的程序和协议。

—供考虑的团体包括兽医、实验室、法医、学校护士、食品监督员、毒物控制中心、传染病医生、医院、学校卫生当局、其他卫生保健人员、应急反应人员和包括有色种族及部落代表在内的其他社区合作伙伴。

计划4：书面计划应包括授权与执法部门和其他机构联合调查和交换流行病学信息，以及为每个参与机构确定任务的谅解备忘录或其他协议书。

推荐的资源

—FBI-CDC Criminal and Epidemiological Investigation Handbook：http：//www2a. cdc. gov/phlp/docs/crimepihandbook2006. pdf

—Joint Public Health Law Enforcement Investigations：Model Memorandum of Understanding，created by Public Health and Law Enforcement Emergency Preparedness Workgroup，CDC and Bureau of Justice Assistance：http：//www. nasemso. org/Projects/DomesticPreparedness/documents/JIMOUFinal. pdf

计划5：书面计划应包括确保向辖区公共卫生部门提供一套统一的与潜在疾病、暴露或伤害相关的辖区健康数据的程序（详见能力 6：信息共享）。

技能和培训 1（优先）：应配备足量人员来管理辖区的常规流行病学调查系统以及维持医疗需求激增事件发生时的流行病学调查能力，以应对自然或人为的威胁或事件。这需通过以下几点来实现：

—医疗需求激增事件处置人员应具备政府公共卫生机构中应用流行病学专家能力和技能 1 级

—应考虑从具备政府公共卫生机构中应用流行病学专家能力和技能 2 级者中获得安全援助（如研究院或州级人员）

—注意：要求有正式的教育学位，建议需要硕士学位但不作强制要求

推荐的资源

—Tier 1 Competencies and Skills for Applied Epidemiologists in Governmental Public Health Agencies：http：//www. cste. org/dnn/Portals/0/AEC_Summary_Tier1. pdf

—Tier 2 Competencies and Skills for Applied Epidemiologists in Governmental Public Health Agencies：http：//www. cste. org/dnn/Portals/0/AEC_Summary_Tier2. pdf

（详见能力 15：志愿者管理）

设备和技术 1：拥有或能获得监测健康状况所需要的辖区健康监测系统（必要时需电子版和/或纸质版），包括公共卫生事件报告标准、保持和/或促进人群健康登记的标准/流程。

设备和技术 2：拥有或能获得患病、暴露和可能暴露者的电子数据库或登记册。这些系统应利用临床、环境和/或法医标本信息以及实验室和疾病追踪数据，使之形成公共卫生调查报告（详见功能 1：计划资源要素）。

—数据库或登记册应包括依据辖区和联邦法律并通过制定安全和隐私政策以保护个人健康信息的协议（详见能力 6：信息共享）

功能3：推荐、监测和分析控制措施

推荐、实施或支持有助于减缓威胁或事件的公共卫生干预措施并监测干预的有效性。

任务

该功能由具有下列任务的能力所构成：

任务1：确定公共卫生控制措施，包括根据调查收集的数据以及发病率和死亡率周报、传染病控制手册、传染病红皮书或者可获得的州或CDC事件附录所提出的适用的科学标准，为减轻该威胁或事件而提出临床和流行病学管理和行动建议。

任务2：向公共卫生行政官员提供信息以帮助其对相关的控制措施作出决定（详见能力6：信息共享）。

任务3：在整个公共卫生威胁或事件期间对控制措施进行监测和分析（详见能力2：社区恢复；能力5：死亡事件管理；能力7：群体性事件处置；能力8：医学防控用品分发；能力11：非药物干预；能力14：应对者安全和健康）。

任务4：在整个事件期间，必要时基于对控制措施的监测和分析，再提出其他的控制行动。

绩效指标

该功能的CDC确定的绩效指标如下：

指标1：对应报告疾病在适当时限内采取初步的公共卫生控制措施的报告的比例[309]。
　　　　—分子：对应报告疾病在适当时限内采取初步的公共卫生控制措施的报告数
　　　　—分母：公共卫生机构接收的应报告疾病的报告数

资源要素

注意：辖区必须拥有或能够获得优先等级的资源要素。

计划1（优先）：书面计划应包括建议并在必要时启动遏制和缓解措施以应对公共卫生事件的协议。协议包括病例和密切接触者的定义、可能病例或真实病例的临床管理、提供的医学控制措施，以及对疾病、伤害或暴露依法控制的程序[310-311]。协议应包括必要时与州或领地流行病学专家进行协商（详见能力8：医学防控用品分发；能力11：非药物干预）。

计划2：书面计划应包括监测实际工作的程序，使用与发病率和死亡率周报及其他标准一致的数据报告或统计摘要等工具来记录行动和成果[312-313]。

计划3：书面计划应包括利用辖区公共卫生机构项目的健康相关数据和统计资料的程序，从而在自然或人为的威胁或事件期间对有不良后果的高危人群提出建议（详见能力1：社区防范）。

技能和培训 1（优先）： 参加流行病学调查的公共卫生人员应接受国土安全部演习和评价行动后报告过程的意识培训。

功能 4：改善公共卫生监测和流行病学调查系统

在突发事件期间和之后，对内部机构的监测和流行病学调查进行评估，并在辖区公共卫生机构的控制下，采取质量改进措施。

任务

该功能由具有以下任务的能力所构成：

任务 1： 在事件期间和之后，确定问题和结果。

任务 2： 召开事件后/演习后机构评价会议，由所有的主动参与者（如执法机构、志愿者机构、临床合作伙伴或环境管理机构）参加，以确定内部协议以及在计划、人员、培训、设备和组织结构等方面需采取纠偏行动的不足之处。

任务 3： 要形成行动后报告/改进计划。

任务 4： 将建议的行动后报告/改进计划中的纠偏行动向公共卫生领导报告。

绩效指标

目前，该功能尚无 CDC 确定的绩效指标。

资源要素

注意：辖区必须拥有或能够获得优先等级的资源要素。

计划1（优先）： 书面计划应包括将改进计划传送给关键相关机构（包括高危人群代表）和实施改进计划中确定的纠偏行动之程序。

计划2： 书面计划应包括在威胁或事件的急性阶段后，必要时再次联系地方公共卫生机构、关键相关机构和高危人群的程序，以确保辖区的计划和应对措施能惠及所有所需人群。

技能和培训 1： 公共卫生流行病学人员应接受质量改进过程和技术的意识培训[314]。

技能和培训 2： 能获得经培训达到公共卫生信息员资质要求的人员[315]，促进用于监测和流行病学分析的信息收集、利用和再利用[316]。

设备和技术 1： 拥有或能够获得用于数据收集、处理和分析的电子或纸质工具，包括收集、处理和分析数据的电子化方法。

（陈恩富　译）

能力 14：应对者安全和健康

应对者安全和健康能力是指能保护公共卫生机构人员应对事件的能力，以及必要时满足医院和医疗机构人员的卫生和安全需求的能力[317]。

该能力由具有如下功能的能力所构成：

功能 1：确定应对者安全和健康的风险
功能 2：确定安全和人员防护的需求
功能 3：协调伙伴组织以便进行针对某种危险的安全和健康培训
功能 4：监测应对者的安全和健康行动

功能 1：确定应对者安全和健康的风险

协助识别应对者的医疗和精神/行为卫生风险（常规和特定事件)[318]，并在事件发生前、发生期间、发生后交流此等信息。

任务

该功能由具有以下任务的能力所构成：

任务 1：在事件发生前，与伙伴机构合作，并根据辖区风险评估，来确定卫生人员应对公共卫生事件可能面临的医疗、环境暴露以及精神/行为卫生方面的风险。

任务 2：在事件发生前，确定专题专家和对公共卫生人员可能有用的其他信息来源，向事件安全官员或者领导机构提出有关卫生和安全的建议。

任务 3：在事件发生前或发生期间之必要时，与专题专家一起工作，以提供有关暴露期间和暴露后可能产生的潜在急性、慢性疾病的信息。

任务 4：与事件安全官员和专题专家协商，参与向事件指挥官提出在事件行动计划中有关应对者风险的建议。

任务 5：在事件发生时和发生期间，与事件安全官员和辖区的专题专家协商，通过日常简报向公共卫生应对者分发安全材料（详见能力 4：应急公共信息和预警）。

绩效指标

目前，该功能尚无 CDC 确定的绩效指标。

资源要素

注意：辖区须拥有或能获得优先等级的资源要素。

计划1（优先）：书面计划应包括根据以往辖区事件的风险，与伙伴机构（如环境卫生机构、职业卫生和安全机构、辖区地方应急计划委员会、风险专题专家）协作，提出公共卫生应对者可能面临的安全和健康风险的文件[319]。该文件应包括以下要素：

—对暴露或伤害需作出反应的限值

—特定职业工作者的安全指导[320]（如辐射、热、火以及其他基础设施破坏导致的其他化学泄漏）

—事件发生后对医疗、精神/行为卫生进行随访评估的潜在可能性[321]

建议的资源

—State Occupational Safety and Health Plans：

http：//www. osha. gov/dcsp/osp/index. html

—Environmental Protection Agency guidelines：

http：//www. epa. gov/radiation/rert/pags. html

—Jurisdictional National Weather Service Office：

http：//www. weather. gov/stormready/contact. htm

—Hybrid Single Particle Lagrangian Integrated Trajectory Model：

http：//www. arl. noaa. gov/HYSPLIT _ info. php

—Area Locations of Hazardous Atmospheres Predictive Model for Chemical Emergencies：

http://response. restoration. noaa. gov/topic _ subtopic _ entry. php? RECORD _ KEY (entry _ subtopic _ topic) =entry _ id, subtopic _ id, topic _ id&entry _ id (entry _ subtopic _ topic) =518&subtopic _ id (entry _ subtopic _ topic) =24&topic _ id (entry _ subtopic _ topic) =1

—U. S. Department of Transportation，Emergency Response Guidebook (ERG2008)：

http：//www. tc. gc. ca/media/documents/canutec-eng/erg2008eng. pdf

—World Health Organization，Manual for the Public Health Management of Chemical Incidents：http：//www. who. int/environmental _ health _ emergencies/publications/FINAL-PHM-Chemical-Incidents _ web. pdf

—Jurisdictional Association for Professionals in Infection Control and Epidemiology：http：//www. apic. org/scriptcontent/custom/members/chapters/chaptermap. cfm? section＝chapters

计划2（优先）：书面计划应包括根据辖区已有的风险，与伙伴机构（如州环境卫生机构、州职业卫生与安全机构、某危害问题专家）和紧急事件管理者协作，提出公共卫生的作用和责任的文件。该文件还应确定防护设备、保护行为或者公共卫生应对者需要发挥潜在作用的其他机制。需要考虑的作用包括以下几点：

—环境卫生评估

—饮用水检测

—现场监测调查

建议至少应包括以下组织：

—州环境保护机构

—州辐射控制规划机构：http：//www. crcpd. org/Map/RCPmap. htm

—州职业卫生与安全机构

建议的资源

—Federal Emergency Management Agency，Center for Domestic Preparedness Responder Handbook：http：//cdp. dhs. gov/pdfs/responder _ handbook. pdf

—Department of Homeland Security，Planning Guidance for Protection and Recovery Following RDD and IND Incidents：http：//ogcms. energy. gov/73fr45029. pdf

—CDC National Institute for Occupational Safety and Health，Pocket Guide to Chemical Hazards：http：//www. cdc. gov/niosh/npg/npgsyn-c. html

—Jane's Chem-Bio Handbook

—American Conference of Governmental Industrial Hygienists Threshold Limit Values and Biological Exposure Indices Guide

—CDC，Population Monitoring in Radiation Emergencies：A Guide for State and Local Public Health Planners：
http：//emergency. cdc. gov/radiation/pdf/population-monitoring-guide. pdf

—CDC Radiological Terrorism：Just in Time Training for Hospital Clinicians：
http：//emergency. cdc. gov/radiation/justintime. asp

—CDC Radiological Terrorism：Tool Kit for Public Health Officials：
http：//emergency. cdc. gov/radiation/publichealthtoolkit. asp

—Federal Emergency Management Agency，Environmental Health Training in Emergency Response：https：//cdp. dhs. gov/resident/ehter. html

—Occupational Safety and Health Administration，Keeping Workers Safe During Clean Up and Recovery Operations Following Hurricanes，2005：
www. osha. gov/OshDoc/hurricaneRecovery. html

—American Public Health Association（APHA）Policy Statement 20027：Protecting the Health and Safety of Workers Who Respond to Disasters. APHA Policy Statements，1948-present，cumulative：http：//www. apha. org/legislative/policy/policysearch/index. cfm？fuseaction＝search _ results&YearofPolicy＝2002

—American Public Health Association Policy Statement 20069：Response to Disasters：Protection of Rescue and Recovery Workers，Volunteers，and Residents Responding to Disasters：
http：//www. apha. org/advocacy/policy/policysearch/default. htm？id＝1333

技能和培训 1： 参与制订针对应对者风险计划的公共卫生人员（如计划者、环境卫生人员、防范人员和流行病学家）应接受人群监测方面的意识培训，以识别个人防护设备的风险并提出建议。

技能和培训 2： 具有事件安全官员作用的公共卫生人员必须参加国家事件管理系统 ICS-300 课程培训。

技能和培训 3： 使用 A 级设备参与应对的公共卫生人员必须具备相应的 A 级意识并接受过应对技术的培训。

设备和技术 1：拥有或能获得 D 级基本安全设备，如：

　　—工作服

　　—手套

　　—靴子/鞋子，耐化学腐蚀的钢性鞋头和钢支腿

　　—耐化学腐蚀的一次性靴子、外套

　　—坚硬的帽子

　　—逃生面罩

　　—面罩

　　—N95 或者防尘口罩（外科口罩）

　　—旦参与临床诊疗活动，公共卫生人员应有或者可以获得标准的预防措施，包括手套、防护服、口罩、护目镜或者面罩。

建议的资源

　　—Occupational Safety and Health Administration，general description and discussion of the levels of protection and protective gear：http：//www. osha. gov/pls/oshaweb/owadisp. show _ document? p _ table＝STANDARDS&p _ id＝9767

　　—CDC Guidance for the Selection and Use of Personal Protective Equipment in Healthcare Settings：www. cdc. gov/ncidod/dhqp/pdf/ppe/PPEslides6-29-04. ppt

功能 2：确定安全和人员防护的需求

　　与职业卫生与安全专家以及其他专题专家协作，基于事件具体情况，确定必要的个人防护设备、医学措施、精神/行为卫生支持服务以及其他项目和服务，并适当进行分配来保护公共卫生应对者的健康。

任务

该功能由具有下列任务的能力所构成：

任务 1：在事件发生前和事件发生期间之必要时，应与专题专家（如州环境卫生机构、州职业卫生与安全机构、风险专题专家以及紧急事件管理者）合作来确定应对者安全和卫生资源需求（如设备要求）。

任务 2：在事件发生前和事件发生期间之必要时，应与专题专家合作，向公共卫生应对者提出与地方辖区要求一致的个人防护设备的建议。

任务 3：如果事件需要，与伙伴机构协作，向公共卫生应对者提供医疗措施和/或个人防护设备（详见能力 8：医学防控用品分发）。

绩效指标

目前，该功能尚无 CDC 确定的绩效指标。

资源要素

注意：辖区必须拥有或者能获得优先等级的资源要素。

计划1（优先）：书面计划应针对公共卫生应对者提出风险相关的个人防护设备的建议，该建议应与伙伴机构（如州环境卫生机构、州职业卫生与安全机构、风险专题专家）协商后提出。

建议的资源

—CDC's National Institute for Occupational Safety and Health，Pocket Guide to Chemical Hazards：http：//www. cdc. gov/niosh/npg/npgsyn-c. html

—U. S. Health and Human Services，Radiation Emergency Medical Management Guide PPE Guidance：http：//www. remm. nlm. gov/onsite. htm

—Occupational Safety and Health Administration，general description and discussion of the levels of protection and protective gear：http：//www. osha. gov/pls/oshaweb/owadisp. show _ document？p _ table＝STANDARDS&p _ id＝9767

计划2：书面计划应包括确保公共卫生应对者试穿个人防护设备合适，并知晓其使用程序（由公共卫生机构提出或通过与合适的领导机构合作发布），以便在事件发生前和发生期间作出更有针对性的应对。

计划3：书面计划应包括获得备用/储藏的应急响应设备的方案和程序（如通过互助协议或其他机制），包括确定辖区内外额外设备和专业知识的来源。这些方案和程序应遵循应急管理程序要求（详见能力9：医疗物品管理和分发）。

设备和技术 1（优先）：拥有或能获得的个人防护设备应与辖区确定的风险相符合，并与公共卫生应对人员的工作职能相关。该设备必须符合跨部门设备标准化和互用性委员会（InterAgency Board for Equipment Standardization and Interoperability）确定的国家认可的标准（https：//iab. gov）。

注意：如果公共卫生部门要给应对者选购个人防护设备，必须遵循州、职业安全和卫生管理局、CDC 国家职业安全和卫生研究所以及其他有关此类个人防护设备的储存、分发、合适性测试和维护的相应规定。

建议的资源

—General description and discussion of the levels of protection and protective gear，OSHA：http：//www. osha. gov/pls/oshaweb/owadisp. show _ document？p _ table ＝STANDARDS&p _ id＝9767

功能3：协调伙伴组织以便进行针对某种危险的安全和健康培训

与伙伴机构合作，以便将与风险相关的人身安全、精神/行为健康、个人防护设备等内容（依据辖区风险评估）纳入到公共卫生应对者培训中，使其为事件做好准备。

任务

该功能由具有下列任务的能力所构成：

任务 1：在事件发生前和事件发生期间之必要时，与专题专家一起决定/建议进行针对风险的培训（包括防护措施的培训和应对暴露或伤害的培训）。

绩效指标

目前，该功能尚无 CDC 确定的绩效指标。

资源要素

注意：辖区必须拥有或者能获得优先等级的资源要素。

技能和培训 1（优先）：在应对过程中使用 N-95 或其他口罩进行防护的公共卫生人员必须作呼吸功能测试。

建议的资源

—Professional Training and Certification in Spirometry Testing and Respiratory Health Surveillance，a National Institute for Occupational Safety and Health-approved Program for Health Professionals

—National Institute for Occupational Safety and Health Spirometry Initial Training and National Institute for Occupational Safety and Health Spirometry Refresher Course

—American National Standards Institute/American Industrial Hygiene Association Z88 Accredited Standards Committee，Respiratory Protection：
http：//www.aiha.org/insideaiha/standards/Pages/Z88.aspx

技能和培训 2（优先）：履行应对者职责的公共卫生人员和确定具有突发事件处置能力的人员必须每年至少接受一次培训，并有书面记录。记录应包括培训日期和培训方法（如正式培训或师资培训）。正式培训包括 CDC 课程和基于 CD/DVD 的课程，结束时颁发结业证书。

技能和培训 3：针对应对者职责，举办知识和技术课程进修班。［参与 HAZWOPER 事件的公共卫生人员应接受职业安全和卫生管理局关于 HAZWOPER 的最初 40 小时以及每年 8 小时的进修培训（OSHA 29CFR 1910.120）。］

功能 4：监测应对者安全和健康行动

开展、参与监督和监测活动来确定所有潜在的对公共卫生应对者健康不利的影响。

任务

该功能由具有下列任务的能力所构成：

任务 1：在事件发生前、发生期间和发生后，开展、参与针对公共卫生事件应对者暴露、精神/行为卫生、医疗的监测（详见能力 13：公共卫生监测和流行病学调查）。

任务 2：与卫生保健机构协作，使在事件现场或非现场的应对者获得医疗、精神/行为卫生服务并促进其可获得性。

任务 3：为伙伴组织提供指导，帮助其监测应对者的所有与事件相关的医疗/精神/行为的健康结局。

任务 4： 利用监测数据和其他伙伴机构的有用数据，为使用个人防护设备相关的变化提供建议或指导（例如要改善结果或者对生命和健康即将或者立即发生危害时，要改变、暂停或者终止所有活动和个人防护设备的使用）（详见能力 6：信息共享）。

任务 5： 支持公共信息官员和伙伴机构实施风险交流策略，向应对者传达事件急性期过后的风险，包括事件发生前已知的风险及急性期期间和急性期过后发现的风险（详见能力 3：应急管理协调；能力 4：应急公共信息和预警）。

绩效指标

目前，该功能尚无 CDC 确定的绩效指标。

资源要素

注意：辖区必须拥有或者能获得优先等级的资源要素。

计划1（优先）： 书面计划应包括公共卫生机构和主要伙伴机构（如职业卫生与安全机构）将如何参与监测活动，以及监测环境暴露水平、对应对者的环境效应和/或事件相关伤害的程序和方案（详见能力 13：公共卫生监测和流行病学调查）。

建议的资源

—Physical Health Status of World Trade Center Rescue and Recovery Workers and Volunteers -New York City，July 2002-August 2004. Morbidity and Mortality Weekly Report，53（35）：807-812. September 10，2005：
www. cdc. gov/mmwr/preview/mmwrhtml/mm5335a1. htm

—CDC，Chemical Exposure Assessment Considerations for Use in Evaluating Deepwater Horizon Response Workers and Volunteers：
http：//www. cdc. gov/niosh/topics/oilspillresponse/assessment. html

—National Institute for Occupational Safety and Health（NIOSH）Deepwater Horizon Data Use and Disclosure：http：//www. cdc. gov/niosh/topics/oilspillresponse/pdfs/NIOSH-Disclosure-English-051110. pdf

—NIOSH Deepwater Horizon Initial Roster Form：http：//www. cdc. gov/niosh/topics/oilspillresponse/pdfs/NIOSH-Roster-Form-English-051210. pdf

—Procedures for Recruiting Volunteers for Investigative Studies from the NIOSH Deepwater Horizon Response：http：//www. cdc. gov/niosh/topics/oilspillresponse/recruiting. html

计划2： 书面计划应包括与伙伴机构协作，对潜在的公共卫生应对者的医疗战备情况进行筛查，以便事件发生时能及时发现和应对可能影响医疗战备的症状（如咳嗽、感冒、热应激和情感压力）的程序或草案。

建议的资源

—Medical Pre-Placement Evaluation for Workers Engaged in the Deepwater Horizon Response：http：//www. cdc. gov/niosh/topics/oilspillresponse/preplacement. html

—Medical Pre-Placement Evaluation Indicators for Health Professionals：
http：//www. cdc. gov/niosh/topics/oilspillresponse/indicators. html

能力 14：应对者安全和健康

续

计划	**计划3**：书面计划应包括公共卫生机构与主要的卫生保健和精神/行为卫生机构协作，以增强医疗和精神/行为卫生服务可获得性的程序和草案。
设备和技术	**设备和技术1（优先）**：拥有或能获得事件期间登记暴露和/或受伤的应对者的数据库。该数据库应以合适的频率更新。

（蔡圆圆　译）

能力 15：志愿者管理

> 志愿者管理是指协调志愿者的确定、招募、登记、资格审查、培训和管理工作[322]，以支持辖区公共卫生机构对突发公共卫生事件的应对。

该能力由具有如下功能的能力所构成：

功能 1：协调志愿者

功能 2：通知志愿者

功能 3：组织、集中和分配志愿者

功能 4：解散志愿者

功能 1：协调志愿者

对支持公共卫生机构应对突发事件的志愿者进行招募、确认和培训。在突发事件发生前已被确认的志愿者须在卫生专业志愿者预备注册应急系统（ESAR-VHP）、医疗后备队或其他预先确认的伙伴组织（如红十字会、社区应急机动队）注册过。

任务

该功能由具有以下任务的能力所构成：

任务 1： 在发生突发事件前，根据辖区社区风险评估，确定志愿者类型和人数，尽可能满足公共卫生机构的应对需求（详见能力 1：社区防范）。

任务 2： 在发生突发事件前，与现有的志愿者项目（如 ESAR-VHP、医疗后备队）和伙伴组织合作，支持突发事件前的志愿者招募工作，以满足公共卫生机构应对突发事件的需求。

任务 3： 在发生突发事件前，可通过辖区 ESAR-VHP 和医疗后备队，确保突发事件前的志愿者筛选和资格验证工作。

任务 4： 在发生突发事件前或突发事件期间之必要时，为已注册的志愿者提供初步和在职的应急处置培训，并与辖区医疗后备队或其他伙伴组织合作，为培训提供支持。

绩效指标

目前，该功能尚无 CDC 确认的绩效指标。

资源要素

注意：辖区必须拥有或能获得优先等级的资源要素。

计划1（优先）： 书面计划应针对辖区危险评估所确定的突发事件或状态，说明志愿者满足应对要求所应具备的条件，包括下列要素[323]：

—功能性作用的确定

—每个志愿者任务或作用所需的技能、知识或能力

—说明志愿者何时采取行动

—确定由辖区当局来监管志愿者的责任和行动范围

计划2（优先）： 书写计划应包括与辖区志愿者组织签订的谅解备忘录或其他协议书。建议的伙伴机构包括但不限于下列组织[324-325]：

—专业医学组织（如护理或相关卫生组织）

—专业协会（如行为健康）

—学术机构

—宗教组织

—全国救灾行动志愿组织（National Voluntary Organizations Active in Disaster）

—医疗后备队

—非营利、私立和基于社区的志愿者团体

协作协议应包括如下计划：

—伙伴组织应提升公共卫生志愿者的工作能力

—推荐所有志愿者注册辖区医疗后备队或 ESAR-VHP

—保护志愿者信息的政策，包括对不再使用的信息进行销毁（如红十字会、社区应急机动队、全国和州救灾行动志愿组织的成员组织）

—志愿者责任的保护

—定期开展社区卫生活动，尽量继续雇用志愿者

—对地方、州级或联邦级志愿者单位（如雇佣者、志愿者组织）进行登记（有助于减少预备志愿者的重复计数）；提供注册志愿者身份卡，写明志愿者的专长

计划3： 书面计划应包括确保专业志愿者公文、许可证、证明书、资格证书和注册都与州法律（如使用州 ESAR-VHP）相符合的程序。

计划4： 书面计划应包括根据以往的健康状况或者背景筛查（由卫生部门进行或与其他伙伴机构合作进行）来确定未来的志愿者是否有妨碍从事某项志愿者活动的任何历史（如以往的犯罪、性罪犯记录或许可问题等），从而确定志愿者是否合格的程序和草案。

技能和培训 1： 无论是培训课程还是其他途径的志愿者培训，也无论是辖区卫生部门交办的或与其他伙伴机构（如卫生机构及防范和紧急应对培训中心）合作的有影响的项目，都应做好记录，应确保志愿者接受辖区根据分配的职责而安排的培训。

推荐的辖区培训课程包括以下部分：

—心理急救和自我照顾

技 能 和 培 训

推荐的资源
  ☐ After an Earthquare：Mental Health Information for Professionals
    http：//emergency. cdc. gov/disasters/earthquakes/mentalhealth _ docs. asp
  ☐ Psychological First Aid in Radiation Disasters：
    http：//www2a. cdc. gov/TCEOnline/registration/detailpage. asp? res _ id＝2490
—反映辖区人口学特征的文化素质构成
—培训时应考虑到在灾害应对期间满足高危人群的功能性需求[326]
—医疗后备队核心能力
http：//www. medicalreservecorps. gov/File/MRC％ 20TRAIN/Core％ 20Competency％
20Resources/Core _ Competencies _ Matrix _ April _ 2007. pdf
—危害物质知晓培训
—灾害的基础生命支持（美国医学会的国家灾害生命支持项目）
—灾害的高级生命支持（美国医学会的国家灾害生命支持项目）
—心肺复苏（CPR）
—基础急救技能
—基础伤员验伤分类技能
—如果辖区参与医学后备队培训项目，则需参加该项目的培训
（http：//www. medicalreservecorps. gov/TRAINResources）
—由辖区确定的其他在线课程
—美国卫生和人类服务部提供的培训
（如综合性培训峰会，http：//www. integratedtrainingsummit. org/）

技能和培训 2：人事管理相关人员的培训。

推荐的资源
—Federal Emergency Management Agency（FEMA），Developing and Managing
Volunteers（FEMA，IS-244）：（http：//training. fema. gov/EMIWEB/is/is244. asp）

技能和培训 3：预期的志愿者应接受下列国家突发事件管理系统（NIMS）的培训：
—所有志愿者均要接受突发事件指令系统（ICS-100）和国家突发事件管理系统（IS-
700. a）导论的培训
—担任关键领导职务的志愿者领导要接受单资源和初步行动的突发事件指挥系统
［ICS for Single Resources and Initial Action Incidents（IS-200. b）］、突发事件指挥
系统（ICS-300）和高级突发事件指挥系统指挥与参谋（ICS-400）的课程培训
—NIMS 课程的网站：http：//training. fema. gov/IS/NIMS. asp

设 备 和 技 术

设备和技术 1：拥有或能获得一个系统，无论是电子版还是纸质版，可按专业和/或技能水
平分类来报告注册志愿者的数量。

功能 2：通知志愿者

在发生突发事件时，利用可获得的大量通信设备（如 Reverse 911 通知系统或者发送短信）通知预期的志愿者参与公共卫生机构的应对工作。

任务

该功能由具有以下任务的能力所构成：

任务 1： 突发事件发生时，从事件发生前注册的志愿者中确定具备事件所需技能的志愿者以及志愿者数量。

任务 2： 突发事件发生时，用多种通信方式联系事件发生前注册的志愿者（详见能力 4：应急公共信息和预警；能力 6：信息共享）。

任务 3： 突发事件发生时，通知有能力和愿意应对的志愿者报到的地点和方式。

任务 4： 突发事件发生时，与伙伴机构合作来确认参加应对的志愿者的资格证书（详见能力 6：信息共享）。

任务 5： 突发事件发生时，如需额外志愿者，要告知伙伴机构（详见能力 4：应急公共信息和预警；能力 6：信息共享）。

绩效指标

目前，该功能尚无 CDC 确定的绩效指标。

资源要素

注意：辖区必须拥有或能获得优先等级的资源要素。

计划1： 书面计划应包括为潜在志愿者描述突发事件情况的模板（预先布置的行动指示），包括以下几个要素[327-329]：
- 工作地点可能具有的性质
- 潜在的个人安全问题
- 潜在的卫生安全问题
- 地方气象
- 生活/工作条件
- 所需的免疫接种或化学预防，以及报告时携带的身份证类型

计划2： 书面计划应包括卫生机构或相应的辖区领导机构联系注册志愿者的程序，确定愿意并有能力应对的人员，通知他们到哪里（如集结待命地区或者接待中心）报到（详见能力 3：应急管理协调；能力 4：应急公共信息和预警；能力 6：信息共享）。

计划3： 书面计划应包括通过辖区 ESAR-VHP 或医学后备队来确认志愿者有无应对资质的程序（详见能力 6：信息共享）。

计划4： 书面计划应包括公共卫生部门人员的志愿者管理角色和责任的定义。

设备和技术1： 拥有或者能获得通信设备供卫生部门人员联系志愿者组织使用。

　　—建议的设备包括（但不限于）电话、电脑、业余电台或步话机（详见能力6：信息
　　共享）

功能3：组织、集中和分配志愿者

　　根据突发事件情况，协调安排公共卫生机构志愿者的公共卫生、医疗、精神/行为卫生事宜以及其他非特定的任务[330]，包括把辖区外（如边界或国界）的志愿者应对队伍融入到辖区公共卫生机构的应对力量中。

任务

该功能由具有以下任务的能力所构成：

任务1： 如果事件情况与公共卫生机构以前确定的志愿者计划中的情况有所不同或者超出其
　　　　范围，应确定其他有相应资质和技能的志愿者。

任务2： 确保对公共卫生志愿者的部署调度，包括安全和事件专题培训。

任务3： 根据事件及相关工作功能，确保对志愿者的跟踪和志愿者轮转。

任务4： 管理那些可能要求支持公共卫生机构应对的自发的志愿者，可让其加入应对工作，
　　　　或者将其归为其他潜在的志愿者资源。

任务5： 协调派到辖区的联邦公共卫生人员在州级和辖区的应对角色。

绩效指标

目前，该功能尚无CDC确定的绩效指标。

资源要素

注意：辖区必须拥有或能获得优先等级的资源要素。

计划1（优先）： 书面计划应包括向志愿者报告突发事件现状的模板，包括以下要素：
　　　—对突发事件现状的说明
　　　—志愿者角色（包括志愿者如何在突发事件管理范围内工作）
　　　—及时培训
　　　—安全指示
　　　—任何与事件以及志愿者角色、心理急救和/或志愿者应激管理相关的相应责任问题

计划2（优先）： 书面计划应包括管理自发志愿者的程序。该程序至少应包括如下要素：
　　　—向公众发布自发志愿者是否需报告以及在哪里报告和向谁报告的程序
　　　—应有告知自发志愿者如何登记以便参与应对未来突发事件的方法
　　　—有把自发志愿者移交到其他组织（如非营利组织或医学后备队）的方法
　　　（详见能力4：应急公共信息和预警）
　　　如果自发志愿者参与到应对中，则程序应包括确认他们能履行的职责的内容。

推荐的资源
- —Managing Spontaneous Volunteers in Times of Disaster：The Synergy of Structure and Good Intentions：
  http：//www.nvoad.org/index.php/rl/cat _ view/46-volunteer-management-.html
- —CDC and Association of State and Territorial Health Officials，At-Risk Populations and Pandemic Influenza：Planning Guidance for State，Territorial，Tribal，and Local Health Departments：
  http：//www.astho.org/Display/AssetDisplay.aspx? id=401

计划3：书面计划应包括公共卫生机构与应急管理或其他辖区领导机构协作的程序，来确保对公共卫生志愿者的支持（如住房、饮食和精神/行为卫生需求）[331]（详见能力 6：信息共享）。

计划4：书面计划应包括将志愿者分配到应对机构的程序。

计划5：书面计划应包括协调不同层次（如地方、州、联邦）的志愿者卫生专业机构和人员（如医学后备队、ESAR-VHP 和国家灾难医疗系统）的程序。

推荐的资源
- —Medical Surge Capacity and Capability Handbook：
  http：//www.phe.gov/preparedness/planning/mscc/handbook/pages/default.aspx

计划6：书面计划应包括州和地方卫生部门的申请草案，并至少包括以下几个要素：
- —地方/州卫生部门对跨辖区志愿者资源的需求
- —地方卫生部门增加对联邦公共卫生资源的需求时须通过州级。需求应清楚说明所需资源的作用
- —州卫生部门将来自或有关联邦应对队伍的信息传达到地方卫生部门
- —在突发事件期间，州和地方卫生部门应就志愿者需求和分配进行交流
（详见能力 6：信息共享）

计划7：书面计划应包括协调为联邦医疗站提供支持服务的程序。各州应与美国卫生和人类服务部地区应急协调员合作，制订支持服务计划，且至少应包括对生物危害医疗废弃物进行处理。

设备和技术 1：拥有或者能获得一本手册或电子系统来跟踪派遣的志愿者，以保存应对突发事件过程中志愿者部署/志愿者活动的经历。

推荐的资源
- —Emergency System for the Advance Registration of Volunteer Health Professionals：
  www.phe.gov/esarvhp

功能4：解散志愿者

根据突发事件进展的要求和事件活动计划来解散志愿者，并与伙伴机构协作以确保志愿者所需的所有医疗和精神/行为卫生支持，使其回归到突发事件前的状态。

任务

该功能由具有以下任务的能力所构成：

任务1：跟踪（或记录）志愿者的解散工作。

任务2：确保志愿者清退工作协调进行[332]。

任务3：与辖区当局和伙伴机构协作，确定可支持志愿者部署后医疗检查、压力和健康评估的社区资源，并且一旦有要求或得到指令，可提供医疗和精神/行为卫生服务（详见能力2：社区恢复；能力14：应对者安全和健康）。

绩效指标

目前，该功能尚无CDC确定的绩效指标。

资源要素

注意：辖区必须拥有或能获得优先等级的资源要素。

计划1（优先）：书面计划应包括解散志愿者的程序，当公共卫生部门在志愿者协调中起领导作用时可以使用该程序。该程序应包括完成以下任务的步骤：

—根据事件行动计划来解散志愿者

—确保所有分配的行动都已完成和/或将活动状况通知替补志愿者

—确定是否需要额外的志愿者援助

—确保志愿者已归还所有设备

—确认志愿者后续的联系信息

（详见能力4：应急公共信息和预警）

计划2（优先）：书面计划应包括解散期间进行身体检查的方案，包括以下记录：

—在应对期间获得的任何伤害和疾病

—因参加应对工作所致的精神/行为卫生需求

—当需要时，将志愿者转介到医疗、精神/行为卫生机构

建议的资源

—Information on post-incident environmental or occupational exposure monitoring：National Institute of Occupational Safety and Health website：http：//www.cdc.gov/niosh/

（详见能力14：应对者安全和健康）

（周潇洒　蔡圆圆　译）

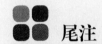
能力 1：社区防范

1　本节所用的术语"事故"（编者注：也译为突发事件）在美国国家事件管理系统突发事件指挥机构中的定义是由人为引起的或由自然现象导致的、需采取行动来预防或减少生命损失或财产和/或自然资源损失的事件。

2　本节所用的术语"精神/行为卫生"是包含所有涉及行为、心理社会、药物滥用和心理卫生内容的术语。

3　"人类影响"是指诸如由特殊危害所致的死亡数、需要急诊医学机构运送的伤害数、门诊伤害数、因伤害而到医院急诊室的就诊数等指标，见加利福尼亚大学洛杉矶分校公共卫生和灾害中心的损伤中心（1 级和 2 级）的伤害（除危害风险外）评估工具。

4　Adapted from Project Public Health Ready Measure 1. j1

5　Adapted from Public Health Accreditation Board Proposed Standards and Measures（final draft for beta test-July 2009）Measure 7. 1. 2B

6　Adapted from Project Public Health Ready Measure 1. e2

7　Adapted from Project Public Health Ready Measure 1. e3

8　Adapted from Public Health Accreditation Board Proposed Standards and Measures（final draft for beta test-July 2009）Measure 5. 4. 1B

9　Adapted from Project Public Health Ready Measure 1. t2

10　Adapted from Project Public Health Ready Measure 1. j2

11　Adapted from Project Public Health Ready Measure 1. t1

12　Adapted from Project Public Health Ready Measure 1. b4

13　Adapted from Project Public Health Ready Measure 1. t3

14　Building Community Resilience for Children and Families：
http：//www. nctsnet. org/nctsn＿assets/pdfs/edu＿materials/BuildingCommunity＿FINAL＿02-12-07. pdf

15　Adapted from Public Health Accreditation Board Proposed Standards and Measures（final draft for beta test-July 2009）Measure 4. 1. 1B

16　Adapted from Public Health Accreditation Board Proposed Standards and Measures（final draft for beta test-July 2009）Measure 4. 1. 2B

17　Adapted from Project Public Health Ready Measure 1. w3i

18　Adapted from Project Public Health Ready Measure 1. w3vii

19　Adapted from Public Health Accreditation Board Proposed Standards and Measures（final draft for beta test-July 2009）Measure 4. 1. 2B

20　Adapted from Public Health Accreditation Board Proposed Standards and Measures（final draft for beta test-July 2009）Measure 4. 1. 2B

21　Adapted from Project Public Health Ready Measure 1. e3

22　社会联系是指社区居民中个人（如家庭、朋友、邻居）或专业（如提供服务者、社区领导人）的联系，见：Chandra，A. et al.（2010）."Understanding Community Resilience in the Context of National Health Security：A Literature Review."Working Paper WR-737. Available at http：//www. rand. org/pubs/working＿papers/2010/

RAND_WR737. pdf

23 与社区组织联系者和有应急知识和资源的其他人员感觉自己是高危人员，因此更易于从事灾前的准备活动，见：Yong-Chan，K.，& Jinae，K.（2009）. Communication，neighborhood belonging and household hurricane preparedness. Disasters. As cited in Chandra，A. et al.（2010）. "Understanding Community Resilience in the Context of National Health Security：A Literature Review". Working Paper WR-737. Available at http：//www. rand. org/pubs/working_papers/2010/RAND_WR737. pdf

24 Adapted from Public Health Accreditation Board Proposed Standards and Measures (final draft for beta test-July 2009) Measure 4. 1. 2B

25 Adapted from Project Public Health Ready Measure 1. e3

26 Adapted from Project Public Health Ready Measure 1. j2

能力2：社区恢复

27 Institute of Medicine（1988）. The Future of Public Health

28 http：//www. cdc. gov/nphpsp/essentialServices. html

29 Adapted from Project Public Health Ready Measure 1. y1

30 Adapted from Public Health Accreditation Board Proposed Standards and Measures (final draft for beta test-July 2009) Measure 5. 4. 2B

31 "公共卫生系统"是指在各级政府层面实施公共卫生机构的核心功能，包括评估、政策制定、保障（见 The Future of Public Health，1988，Institute of Medicine）。

32 Adapted from Project Public Health Ready Measure 1. v1

33 Adapted from Project Public Health Ready Measure 1. v2

34 Adapted from Project Public Health Ready Measure 1. v4

35 Gurwitch，R. H.，Pfefferbaum，B.，Montgomery，J. M.，Klomp，R. W.，& Reissman，D. B.（2007）. Available at http：//www. nctsnet. org/nctsn_assets/pdfs/edu_materials/BuildingCommunity_FINAL_02-12-07. pdf

36 "功能性需求"是指高危者的沟通、医疗、独立生活、监督和运送需求。

37 商业、社区领导、文化与宗教团体和组织、应急管理、卫生保健、社会服务、居住和避难所、媒体、精神/行为卫生、州老年办公室或相似机构、教育和儿童保健机构。

能力3：应急管理协调

38 本节所用的术语"事件"在美国国家事件管理系统事件指挥机构中的定义是指有计划的非应急的活动（如游行、音乐会或体育事件等）。

39 本节所用的术语"事故"（编者注：也译为突发事件）在美国国家事件管理系统事件指挥机构中的定义是由人为引起的或由自然现象导致的、需采取行动来预防或减少生命损失或财产和/或自然资源损失的事件。

40 Adapted from Public Health Accreditation Board Proposed Standards and Measures (final draft for beta test-July 2009) Measure 5. 4. 2B

41 本节所用的术语"解散"在突发事件指挥机构教程300中是指对支持事故处理的资源不再需要时，对其进行发放和归还。

42 Federal Emergency Management Agency Incident Types：
http：//training. fema. gov/EMIWeb/IS/ICSResource/assets/IncidentTypes. pdf

43   Adapted from Project Public Health Ready Measure 1. k1

44   Adapted from Project Public Health Ready Measure 1. k2

45   Federal Emergency Management Agency Incident Types：
      http：//training. fema. gov/EMIWeb/IS/ICSResource/assets/IncidentTypes. pdf

46   Adapted from Project Public Health Ready Measure 1. g2

47   "虚拟结构"是指诸如基于网络应急管理中心（webEOC）的系统软件解决方案或建立
      实体应急管理中心的及时模块化套件式解决方案。

48   http：//training. fema. gov/EMIWeb/IS/ICSResource/assets/IncidentTypes. pdf

49   公共卫生机构如果不是领导机构，则不需制订自己的突发事件行动计划。

能力 4：应急公共信息和预警

50   本节所用的术语"事故"（编者注：也译为突发事件）在美国国家事件管理系统事件指
      挥机构中的定义是由人为引起的或由自然现象导致的、需采取行动来预防或减少生命
      损失或财产和/或自然资源损失的事件。

51   Adapted from Public Health Accreditation Board Proposed Standards and Measures（fi-
      nal draft for beta test-July 2009）Measure 3. 2. 2 B

52   Adapted from Project Public Health Ready Measure 1. i3

53   Adapted from Project Public Health Ready Measure 1. l2v-vii

54   See Administration Manage/Specialist for examples of job description：http：//
      www. fema. gov/pdf/pao/field _ guide. pdf

55   Approved by the jurisdictional approving authority（health officer or Incident Com-
      mander）

56   Adapted from Public Health Accreditation Board Proposed Standards and Measures（fi-
      nal draft for beta test-July 2009）Measure3. 2. 2 B

57   Adapted from Public Health Accreditation Board Proposed Standards and Measures（fi-
      nal draft for beta test-July 2009）Measure 3. 2. 4 B

58   "安全"是指信息仅可通过指定的接收器并需登录密码才能获得。

59   Adapted from Project Public Health Ready Measure 1. l2v-vii

60   Adapted from Public Health Accreditation Board Proposed Standards and Measures（fi-
      nal draft for beta test-July 2009）Measure 3. 2. 5 B

61   Adapted from Public Health Accreditation Board Proposed Standards and Measures（fi-
      nal draft for beta test-July 2009）Measure 3. 2. 5 B

62   Adapted from Public Health Accreditation Board Proposed Standards and Measures（fi-
      nal draft for beta test-July 2009）Measure 3. 2. 5 B

能力 5：死亡事件管理

63   Adapted from Project Public Health Ready Measure 1. q1

64   Gavin, Cynthia, and John Nesler. Critical Aspects of Mass Fatality Planning for State
      and Local Governments. In Death in Large Numbers：The Science, Policy, and Man-
      agement of Mass Fatality Events.

65   Adapted from Public Health Accreditation Board Proposed Standards and Measures（fi-
      nal draft for beta test-July 2009）Measure 7. 2. 3B

66 Adapted from Project Public Health Ready Measure 1. q1

67 Adapted from Project Public Health Ready Measure 1. q1

68 Adapted from Project Public Health Ready Measure 1. q2

69 Adapted from Public Health Accreditation Board Proposed Standards and Measures (final draft for beta test-July 2009) Measure 5. 4. 1B

70 Adapted from Project Public Health Ready Measure 1. q2

71 生前资料是指可用于失踪人员或死亡人员鉴定的信息，包括人口统计学信息和身体描述、医疗和牙科记录以及有关最近已知的下落信息。当鉴定遇难者时，应收集生前资料并与死后的信息进行比较，见：National Association of County and City Health Officials Advance Practice Center Toolkit 'Creating and Operating a Family Assistance Center：A Toolkit for Public Health。

72 Defined by the National Mass Fatalities Institute：
http：//www. ncbi. nlm. nih. gov/bookshelf/br. fcgi？ book ＝ nap12798&part ＝ fatalmgmt

73 Adapted from Project Public Health Ready Measure 1. t2

74 Adapted from Public Health Accreditation Board Proposed Standards and Measures (final draft for beta test-July 2009) Measure 7. 2. 2B

75 Adapted from Public Health Accreditation Board Proposed Standards and Measures (final draft for beta test-July 2009) Measure 2. 2. 3B

能力 6：信息共享

76 "预警"是指与有可能受事件影响的有关人群在敏感时间进行战术性沟通，以增强其防范和应对能力。预警可以：①为立即采取行动提供应急信息；②为在不久的将来需采取的行动提供暂时信息；③为应对者需采取的最少行动或不采取行动提供信息。健康预警是由公共卫生机构或公共卫生伙伴组织发送给与发送者应对相关的一群人或组织的一种预警。

77 本节所用的术语"事件"在美国国家事件管理系统事件指挥机构的定义是指有计划的非应急的活动（如游行、音乐会或体育事件等）。

78 本节使用的术语"事故"（编者注：也译为突发事件）在美国国家事件管理系统事件指挥机构的定义是由人为引起的或由自然现象导致的、需采取行动来预防或减少生命损失或财产和/或自然资源损失的事件。

79 Adapted from Public Health Accreditation Board Proposed Standards and Measures (final draft for beta test-July 2009) Measure 3. 2. 2B

80 Adapted from Project Public Health Ready Measure 1. I1ii

81 Adapted from Project Public Health Ready Measure 1. I1iii

82 Adapted from Project Public Health Ready Measure 1. I1v

83 Adapted from Project Public Health Ready Measure 1. I1v

84 Suggested source for up to date national standards：CDC Public Health Information Network：www. cdc. gov/phin

85 Adapted from Project Public Health Ready Measure 1. l2iii

86 Adapted from Project Public Health Ready Measure 1. l1viii

87 Centers for Medicare and Medicaid Services (42 CFR Parts 412，413，422 et al.) Medicare

and Medicaid Programs；Electronic Health Record Incentive Program；Final Rule（published on July 28，2010 in the Federal Register at http：//edocket. access. gpo. gov/2010/pdf/2010-17207. pdf）and the Office of the National Coordinator for Health Information Technology Health Information Technology Standards，Implementation Specifications，and Certification Criteria and Certification Programs for Health information Technology（45 Code of Federal Regulations Part 170）viewable at http：//ecfr. gpoaccess. gov/cgi/t/text/text-idx？c＝ecfr&sid＝7c3390b0a0d2aecc695 1346873b39efd&rgn＝div5&view＝text&node＝45：1. 0. 1. 4. 77&idno＝45. The latest updates to these standards will be made available at www. cdc. gov/phin.

88　Adapted from Project Public Health Ready Measure 1. l3ii

89　Centers for Disease Control and Prevention and University of Washington's Center for Public Health Informatics. Competencies for Public Health Informaticians. Atlanta，GA：U. S. Department of Health and Human Services，Centers for Disease Control and Prevention. 2009. This document is available online at http：//www. cdc. gov/InformaticsCompetencies and at http：//cphi. washington. edu/resources/competencies. html.

90　从政府信息技术服务机构、其他卫生机构、主要医疗中心、当地大学生物医学信息规划机构、大学公共卫生信息规划机构（一般是公共卫生学院）、私立咨询公司和卫生信息技术分销商等处可获得有信息技能者。建议对技能清单中所需的技能问题和在雇佣前对评估商品化产品所应采取的公正态度进行讨论。

91　Adapted from Project Public Health Ready Measure 1. l1viii

92　See www. cdc. gov/phin for more information. These should include addressing requirements of Centers for Medicare and Medicaid Services（CMS）and the Office of the National Coordinator for Health Information Technology（ONC）related to the Meaningful Use privacy objectives of the CMS Incentive Program for Electronic Health Records. CMS & ONC regulations of January，2011 are posted at http：//healthit. hhs. gov/portal/server. pt/community/healthit _ hhs _ gov _ _ meaningful _ use _ announcement/2996 or at http：//edocket. access. gpo. gov/2010/pdf/2010-17207. pdf and http：//edocket. access. gpo. gov/2010/pdf/2010-17210. pdf respectively）. Additional information is available at the Office of the National Coordinator for Health Information Technology Health Information Technology Standards，Implementation Specifications，and Certification Criteria and Certification Programs for Health information Technology（45 Code of Federal Regulations Part 170）viewable at http：//ecfr. gpoaccess. gov/cgi/t/text/text-idx？c＝ecfr&sid＝7c3390b0a0d2aecc6951346873b39efd&rgn＝div5&view＝text&node＝45：1. 0. 1. 4. 77&idno＝45. The latest updates to these standards will be made available at www. cdc. gov/phin.

93　Note Meaningful Use Stage 1 Requirements at Endnote 91

94　对于处理的资料应进行加密，必要时应遵守 NIST SP 800-52、800-77 或 800-113，或者联邦信息处理标准（FIPS）140-2 验证的其他标准。

95　Note Meaningful Use Stage 1 Requirements at Endnote 91

96　Adapted from Project Public Health Ready Measure 1. l3i

97　http：//healthit. hhs. gov/portal/server. pt/community/healthit _ hhs _ gov _ privacy _ security _ framework/1173

能力7：群体性事件处置

98　不包括合适的临时避难所

99　高危人群：在发生事件之前、期间和之后在功能方面可能有其他需求的人群，需求包括但不限于维持独立生活、沟通、运输、监督、医疗保健。需要其他应对帮助的个体可包括失能者、被收容所收容者、老年人、儿童、不同文化背景者、英语能力低下者或不会讲英语者、交通不便者（美国卫生和人类服务部）。

100　Adapted from Project Public Health Ready Measure 1. l2x

101　Adapted from Project Public Health Ready Measure 1. p1ii

102　Americans with Disabilities Act，Title II

103　人群监测包括登记、筛查、消洗和长期随访。

104　Adapted from Project Public Health Ready Measure 1. p4

105　Adapted from Project Public Health Ready Measure 1. p4

能力8：医学防控用品分发

106　除医疗需求外，还有其他功能需求可干扰其获得或接受医疗服务能力。

107　Adapted from Public Health Accreditation Board Proposed Standards and Measures (final draft for beta test-July 2009) Measure 2. 3. 4B

108　Adapted from Public Health Accreditation Board Proposed Standards and Measures (final draft for beta test-July 2009) Measure 4. 1. 2B

109　中间分发点是医疗防控用品到达分配点之前被领取的地点。在某些情况下，医学防控用品在公共卫生监管范围内。换言之，监管将被转给其他伙伴机构，而这些伙伴机构会负责分配医疗防控用品。

110　Adapted from Project Public Health Ready Measure 1. o2

111　调配程序是辖区可用来提供防控用品的策略和方法（如分配点的位置、"免下车"（drive-through）提货服务、将药品推行到私人企业）。

112　As defined by the incident and the jurisdiction

113　Adapted from Public Health Accreditation Board Proposed Standards and Measures (final draft for beta test-July 2009) Measure 2. 3. 4B

114　Adapted from Public Health Accreditation Board Proposed Standards and Measures (final draft for beta test-July 2009) Measure 2. 2. 1B

115　Adapted from Strategic National Stockpile Local Technical Assistance Review Users Guide Measure 10. 1

116　Adapted from Strategic National Stockpile Local Technical Assistance Review Users Guide Measure 6. 3

117　Adapted from Strategic National Stockpile Local Technical Assistance Review Users Guide Measure 6. 4

118　Adapted from Strategic National Stockpile Local Technical Assistance Review Users Guide Measure 6. 5

119　Adapted from Strategic National Stockpile State Technical Assistance Review Users Guide Measure 6. 3

120　Adapted from Strategic National Stockpile Local Technical Assistance Review Users Guide Measure 11. 1

121   Adapted from Strategic National Stockpile Local Technical Assistance Review Users Guide Measure 12. 3

122   Adapted from Public Health Accreditation Board Proposed Standards and Measures (final draft for beta test-July 2009) Measure2. 4. 4B

123   Adapted from Strategic National Stockpile Local Technical Assistance Review Users Guide Measure 5. 2

124   Adapted from Strategic National Stockpile Local Technical Assistance Review Users Guide Measure 5. 4

125   Adapted from Strategic National Stockpile State Technical Assistance Review Users Guide Measure 5. 2

126   Adapted from Strategic National Stockpile State Technical Assistance Review Users Guide Measure 5. 3

127   Adapted from Project Public Health Ready Measure 1. o1

128   Adapted from Strategic National Stockpile Local Technical Assistance Review Users Guide Measure 6. 3

129   Adapted from Strategic National Stockpile Local Technical Assistance Review Users Guide Measure 6. 4

130   Adapted from Strategic National Stockpile Local Technical Assistance Review Users Guide Measure 6. 5

131   Adapted from Strategic National Stockpile State Technical Assistance Review Users Guide Measure 6. 3

132   Adapted from Strategic National Stockpile Local Technical Assistance Review Users Guide Measure 8. 2

133   Adapted from Strategic National Stockpile State Technical Assistance Review Users Guide Measure 8. 2

134   Adapted from Strategic National Stockpile Local Technical Assistance Review Users Guide Measure 8. 1

135   Adapted from Strategic National Stockpile State Technical Assistance Review Users Guide Measure 8. 1

136   Adapted from Project Public Health Ready Measure 1. o3

能力 9：医疗物品管理和分发

137   本节使用的术语"事故"（编者注：也译为突发事件）在美国国家事件管理系统事件指挥机构的定义是由人为引起的或由自然现象导致的、需采取行动来预防或减少生命损失或财产和/或自然资源损失的事件。

138   该决定是根据许多因素，包括但不限于事件的规模、所获得和分发的物品的规模及数量、冷链管理的需要而做出的。

139   Adapted from Strategic National Stockpile Local Technical Assistance Review Users Guide Measure 7. 2

140   Adapted from Strategic National Stockpile State Technical Assistance Review Users Guide Measure 7. 2

141   Adapted from Strategic National Stockpile Local Technical Assistance Review Users

Guide Measure 7. 14

142 Adapted from Strategic National Stockpile State Technical Assistance Review Users Guide Measure 7. 14

143 Adapted from Strategic National Stockpile Local Technical Assistance Review Users Guide Measure 7. 15

144 Adapted from Strategic National Stockpile State Technical Assistance Review Users Guide Measure 7. 15

145 Adapted from Strategic National Stockpile Local Technical Assistance Review Users Guide Measure 9. 5

146 Adapted from Strategic National Stockpile State Technical Assistance Review Users Guide Measure 10. 5

147 Adapted from Strategic National Stockpile Local Technical Assistance Review Users Guide Measure 9. 3

148 Adapted from Strategic National Stockpile State Technical Assistance Review Users Guide Measure 10. 3

149 除医疗需求外，还有其他功能性需求可干扰其获得或接受医疗服务的能力。

150 Adapted from Strategic National Stockpile Local Technical Assistance Review Users Guide Measure 6. 4

151 Adapted from Strategic National Stockpile State Technical Assistance Review Users Guide Measure 6. 3

152 Adapted from Public Health Accreditation Board Proposed Standards and Measures (final draft for beta test-July 2009) Measure 8. 1. 2B

153 This could include personnel from neighboring jurisdictions all the way up to a Strategic National Stockpile task force.

154 Adapted from Public Health Accreditation Board Proposed Standards and Measures (final draft for beta test-July 2009) Measure 2. 4. 1B

155 Adapted from Strategic National Stockpile Local Technical Assistance Review Users Guide Measure 11. 1

156 Adapted from Strategic National Stockpile State Technical Assistance Review Users Guide Measure 12. 3

157 Adapted from Project Public Health Ready Measure 1. i3

158 Adapted from Strategic National Stockpile Local Technical Assistance Review Users Guide Measure 2. 2

159 Adapted from Strategic National Stockpile Local Technical Assistance Review Users Guide Measure 7. 13

160 Adapted from Strategic National Stockpile State Technical Assistance Review Users Guide Measure 7. 13

161 Ideally a logistician，but could also be someone with experience in warehousing or supply chain management（i. e. ，public works）

162 Adapted from Strategic National Stockpile Local Technical Assistance Review Users Guide Measure 9. 1

163 Adapted from Strategic National Stockpile State Technical Assistance Review Users

Guide Measure 10. 1

164　包括温度监控、清洁、包装、搬运、保管和其他相关要求。

165　Adapted from Project Public Health Ready Measure 1. x3

166　Adapted from Strategic National Stockpile State Technical Assistance Review Users Guide Measure 3. 4

167　Adapted from Strategic National Stockpile State Technical Assistance Review Users Guide Measure 3. 6

168　Adapted from Project Public Health Ready Measure 1. x4

169　Adapted from Project Public Health Ready Measure 1. x5

170　Adapted from Public Health Accreditation Board Proposed Standards and Measures (final draft for beta test-July 2009) Measure 2. 2. 2B

171　Adapted from Strategic National Stockpile Local Technical Assistance Review Users Guide Measure 3. 1

172　Adapted from Strategic National Stockpile State Technical Assistance Review Users Guide Measure 3. 2

173　Adapted from Strategic National Stockpile State Technical Assistance Review Users Guide Measure 3. 1

174　Adapted from Strategic National Stockpile Local Technical Assistance Review Users Guide Measure 3. 3

175　包括在与接收点签订的协议和谅解备忘录中。

176　Adapted from Strategic National Stockpile Local Technical Assistance Review Users Guide Measure 3. 4

177　Adapted from Strategic National Stockpile Local Technical Assistance Review Users Guide Measure 3. 5

178　Adapted from Strategic National Stockpile Local Technical Assistance Review Users Guide Measure 8. 2

179　Adapted from Strategic National Stockpile State Technical Assistance Review Users Guide Measure 8. 2

180　Adapted from Project Public Health Ready Measure 1. o2

181　Adapted from Strategic National Stockpile Local Technical Assistance Review Users Guide Measure 8. 1

182　Adapted from Strategic National Stockpile State Technical Assistance Review Users Guide Measure 8. 1

183　包括人员（如州警察、地方官员、城市警察和私人安保人员）或其他措施（如锁、警报器）。

184　Adapted from Strategic National Stockpile Local Technical Assistance Review Users Guide Measure 6. 3

185　Adapted from Strategic National Stockpile State Technical Assistance Review Users Guide Measure 6. 4

186　Adapted from Strategic National Stockpile Local Technical Assistance Review Users Guide Measure 6. 2

187　Adapted from Strategic National Stockpile State Technical Assistance Review Users

Guide Measure 6. 2

188　Adapted from Strategic National Stockpile Local Technical Assistance Review Users Guide Measure 8. 5

189　Adapted from Strategic National Stockpile State Technical Assistance Review Users Guide Measure 8. 4

190　这包括温度控制、清洁、包装、管理、监督链和其他相关协议。

191　Adapted from Strategic National Stockpile Local Technical Assistance Review Users Guide Measure 9. 2

192　Adapted from Strategic National Stockpile State Technical Assistance Review Users Guide Measure 10. 2

193　Adapted from Project Public Health Ready Measure 3

能力 10：医疗需求激增事件

194　术语"合适"是指可用于达到明确的反应目的的系统、过程、方法或数量。

195　公共卫生、医疗和精神/行为卫生。

196　Adapted from Project Public Health Ready Measure 1. i2

197　Adapted from Project Public Health Ready Measure 1. i1

198　Adapted from Public Health Accreditation Board Proposed Standards and Measures (final draft for beta test-July 2009) Measure 2. 3. 3B

199　Adapted from Project Public Health Ready Measure 1. a2

200　Adapted from Public Health Accreditation Board Proposed Standards and Measures (final draft for beta test-July 2009) Measure 2. 3. 4B

201　情况认知指连续和及时地收集、分析与解释资料，并为决策提供信息。国家健康保障部门要求有常规的情况认知和与事故相关的情况认知。情况认知不仅需协同收集信息来建立通用操作图，而且需要具有处理信息、解释信息并根据信息采取行动的能力。反过来，行动包括了解现有的信息来支持目前的决策，并为今后可能的发展提出规划。情况认知帮助确定资源空缺，从而达到将现有的资源与目前的需求相匹配，并确定目前所需其他资源的目的。目前的情况认知为成功侦查和减缓新出现的威胁、更好地利用资源和使人群得到更好结果提供了基础。

202　Adapted from Public Health Accreditation Board Proposed Standards and Measures (final draft for beta test-July 2009) Measure 4. 1. 1 B

203　Adapted from Project Public Health Ready Measure 1. a2，1. k

204　卫生保健机构、社区或地区层面的这些指标是指系统的压力指标，以说明一旦资源遭到毁损，则可通过其他资源或合适的策略来管理需求。

205　Adapted from Public Health Accreditation Board Proposed Standards and Measures (final draft for beta test-July 2009) Measure 2. 2. 2B

206　Adapted from Project Public Health Ready Measure 1. e1，1. f1

207　Adapted from Public Health Accreditation Board Proposed Standards and Measures (final draft for beta test-July 2009) Measure2. 3. 4B

208　Adapted from Project Public Heath Ready Measure 1. h3，1. k1

209　Incorporates Joint Commission on the Accreditation of Healthcare Organizations Emergency Management Standard EM 01. 01. 01

210 Adapted from Project Public Health Ready Measure 1. b2i

211 Adapted from Project Public Health Ready Measure 1. b2ii

212 Adapted from Project Public Health Ready Measure 1. i4

213 Adapted from Public Health Accreditation Board Proposed Standards and Measures (final draft for beta test-July 2009) Measure 2. 3. 3B

214 Adapted from Project Public Health Ready Measure 1. i4

215 Adapted from Public Health Accreditation Board Proposed Standards and Measures (final draft for beta test-July 2009) Measure 4. 1. 1B

216 National Commission on Children and Disasters Interim Report，2009：
http：//www. acf. hhs. gov/nccd/20091014 _ 508IR _ partII. pdf

217 Adapted from Public Health Accreditation Board Proposed Standards and Measures (final draft for beta test-July 2009) Measure 2. 3. 3B

218 Post Katrina Emergency Management Reform Act，Title VI，National Emergency Management：http：//frwebgate. access. gpo. gov/cgi-bin/getdoc. cgi？dbname＝109 _ cong _ public _ laws&docid＝f：publ295. 109. pdf

219 Adapted from Public Health Accreditation Board Proposed Standards and Measures (final draft for beta test-July 2009) Measure2. 3. 3B

220 Adapted from Project Public Health Ready Measure 1. i4

221 Adapted from Public Health Accreditation Board Proposed Standards and Measures (final draft for beta test-July 2009) Measure 2. 3. 3B

222 Adapted from Project Public Health Ready Measure 1. i4

223 Adapted from Public Health Accreditation Board Proposed Standards and Measures (final draft for beta test-July 2009) Measure 2. 3. 4B

224 Adapted from Public Health Accreditation Board Proposed Standards and Measures (final draft for beta test-July 2009) Measure 3. 2. 2B，3. 2. 5B，7. 2. 3B

225 Adapted from Project Public Health Ready Measure 1. l2i，1. l2ii，1. l2iii

226 Adapted from Public Health Accreditation Board Proposed Standards and Measures (final draft for beta test-July 2009) Measure 2. 4. 1B

227 Adapted from Public Health Accreditation Board Proposed Standards and Measures (final draft for beta test-July 2009) Measure 3. 2. 2B

228 Adapted from Project Public Health Ready Measure 1. l2x

229 Adapted from Public Health Accreditation Board Proposed Standards and Measures (final draft for beta test-July 2009) Measure 7. 1. 1B

230 Adapted from Public Health Accreditation Board Proposed Standards and Measures (final draft for beta test-July 2009) Measure 7. 2. 3B

231 Adapted from Project Public Health Ready Measure 1. j2

能力 11：非药物干预

232 "去除人、物品、物体表面，食品或水中的放射性物质。对人的外部消洗可通过脱除衣服、清洗头发和皮肤完成"，见：http：//emergency. cdc. gov/radiation/pdf/popu-lation-monitoring-guide. pdf

233 "卫生"是指"能改善清洁并保持良好健康状态的行为，如经常洗手、洗脸和用肥皂

水洗澡",见:http://www.cdc.gov/healthywater/hygiene/

234 "个人保护性行为"是指"预防传播感染的个人行为",如低头咳嗽、喷嚏时捂鼻、洗手和不用手擦脸",见:http://www.cdc.gov/flu/professionals/infectioncontrol/re-shygiene.htm

235 Adapted from Public Health Accreditation Board Proposed Standards and Measures (final draft for beta test-July 2009) Measure 2.1.4 B

236 Adapted from Public Health Accreditation Board Proposed Standards and Measures (final draft for beta test-July 2009) Measure 4.1.2 B

237 Adapted from Public Health Accreditation Board Proposed Standards and Measures (final draft for beta test-July 2009) Measure A 2.2 B

238 Adapted from Public Health Accreditation Board Proposed Standards and Measures (final draft for beta test-July 2009) Measure 6.1.1 B

239 Adapted from Public Health Accreditation Board Proposed Standards and Measures (final draft for beta test-July 2009) Measure A 2.2 B

240 Adapted from Public Health Accreditation Board Proposed Standards and Measures (final draft for beta test-July 2009) Measure 2.1.4 B

241 Adapted from Project Public Health Ready Measure 1.g2

242 Adapted from Project Public Health Ready Measure 1.x1

243 本节使用的术语"事件"在美国国家事件管理系统事件指挥机构中的定义是指有计划的非紧急的活动(如游行、音乐会或体育事件等)。

244 人和货物被许可出入国家的地方(机场、港口和陆地边境口岸)以及海关官员为了监督和鉴定进口货物而驻扎的地方。

245 Adapted from Public Health Accreditation Board Proposed Standards and Measures (final draft for beta test-July 2009) Measure 2.2.1 B

246 Adapted from Public Health Accreditation Board Proposed Standards and Measures (final draft for beta test-July 2009) Measure 2.3.4 B

247 Adapted from Project Public Health Ready Measure 1.u1

248 Adapted from Project Public Health Ready Measure 1.u2ii-iv

249 Adapted from Project Public Health Ready Measure 1.u3

250 CDC 全球移民与检疫部机场模板传染病应对计划。

251 Adapted from Project Public Health Ready Measure 1.s1

252 Adapted from Project Public Health Ready Measure 1.t1

253 Adapted from Project Public Health Ready Measure 1.t2

254 Adapted from Project Public Health Ready Measure 1.x3

255 Adapted from Project Public Health Ready Measure 1.f2v

256 根据 2010 年美国健康保障策略的定义,情况认知指连续和及时地收集、分析与解释资料,并为决策提供信息。国家健康保障部门要求有常规的情况认知和与事故相关的情况认知。情况认知不仅需协同收集信息来建立通用操作图,而且需要具有处理信息、解释信息并根据信息采取行动的能力。反过来,行动包括了解现有的信息来支持目前的决策,并为今后可能的发展提出规划。情况认知帮助确定资源空缺,从而达到将现有的资源与目前的需求相匹配,并确定目前所需其他资源的目的。目前的情况认知为成功侦查和减缓新出现的威胁、更好地利用资源和使人群得到更好结果提供了基础。

257　Adapted from Project Public Health Ready Measure 1. p4

258　Adapted from Public Health Accreditation Board Proposed Standards and Measures (final draft for beta test-July 2009) Measure 2. 2. 3 B

259　Adapted from Public Health Accreditation Board Proposed Standards and Measures (final draft for beta test-July 2009) Measure 4. 1. 1 B

能力 12：公共卫生实验室检测

260　全危害事件包括具有犯罪目的而故意引发的事件，也包括因非故意或由自然现象导致的事件。

261　本节术语"标本"用于指通称为标本和样品的东西。

262　本节使用的术语"事件"在美国国家事件管理系统事件指挥机构中的定义是指有计划的非紧急的活动（如游行、音乐会或体育事件等）。

263　本节所用的术语"事故"（编者注：也译为突发事件）在美国国家事件管理系统事件指挥机构的定义是人为引起的或由自然现象导致的、需采取行动来预防或减少生命损失或财产和/或自然资源损失的事件。

264　Adapted from Project Public Health Ready Measure 1. n1iv

265　Adapted from Public Health Accreditation Board Proposed Standards and Measures (final draft for beta test-July 2009) Measure 2. 3. 2B

266　Adapted from Project Public Health Ready Measure 1. n1iii

267　Adapted from Project Public Health Ready Measure 1. v1

268　Newborn Screening Saves Lives Act of 2007：http：//thomas. loc. gov/cgi-bin/query/z? c110：S. 634：

269　Adapted from Project Public Health Ready Measure 1. n1iv

270　Adapted from Project Public Health Ready Measure 1. n1i

271　Adapted from Project Public Health Ready Measure 1. n4

272　Adapted from Project Public Health Ready Measure 1. n1ii

273　Newborn Screening Saves Lives Act of 2007：http：//thomas. loc. gov/cgi-bin/query/z? c110：S. 634：

274　Adapted from Project Public Health Ready Measure 1. n3

275　Adapted from Public Health Accreditation Board Proposed Standards and Measures (final draft for beta test-July 2009) Measure 2. 1. 4B

276　检测临床标本或非临床标本所获得的任何重要的结果（如阳性或阴性）需报告 CDC 和其他重要的伙伴机构。参见 CDC/实验室应对网络关于重要实验室结果（LGE-00010）官方通知的政策声明和机构专用协议。

277　Adapted from Project Public Health Ready Measure 1. n2

278　Adapted from Project Public Health Ready Measure 1. n4

279　Adapted from Project Public Health Ready Measure 1. n2

280　Adapted from Project Public Health Ready Measure 1. n3

281　Adapted from Project Public Health Ready Measure 1. n4

282　Adapted from Project Public Health Ready Measure 1. n3

283　Adapted from Project Public Health Ready Measure 1. n2

284 Adapted from Public Health Accreditation Board Proposed Standards and Measures (final draft for beta test-July 2009) Measure A1. 5B

285 Adapted from Project Public Health Ready Measure 1. n2

能力 13：公共卫生监测和流行病学调查

286 本节使用的术语"事故"（编者注：也译为突发事件）在美国国家事件管理系统事件指挥机构的定义是人为引起的或由自然现象导致的、需采取行动来预防或减少生命损失或财产和/或自然资源损失的事件。

287 Adapted from Public Health Accreditation Board Proposed Standards and Measures (final draft for beta test-July 2009) Measure 1. 1. 1B

288 根据 CDC PHEP 基金资助的规划，报告者所报告的时限范围确定如下：卫生保健人员和实验室人员根据法令或法规向公共卫生机构报告疾病的时间要求一般是在报告者层面来确定（如卫生保健人员应在 24 小时内向当地公共卫生部门报告麻疹）。在有些报告者辖区，所选疾病的报告时间范围依是否由卫生保健人员和实验室人员报告而不同。要求报告者对每个病例报告的及时性进行计算，并与相应的时限范围进行对比。

289 Adapted from Project Public Health Ready Measure 1. n3

290 Adapted from Project Public Health Ready Measure 1. m1i -m1ii

291 Centers for Medicare and Medicaid Services (42 Code of Federal Regulations Parts 412，413，422 et al.) Medicare and Medicaid Programs；Electronic Health Record Incentive Program；Final Rule （published on July 28，2010 in the Federal Register at http：//edocket. access. gpo. gov/2010/pdf/2010-17207. pdf) and the Office of the National Coordinator for Health Information Technology Health Information Technology Standards，Implementation Specifications，and Certification Criteria and Certification Programs for Health information Technology （45 CFR Part 170) viewable at http：//ecfr. gpoaccess. gov/cgi/t/text/text-idx? c=ecfr&sid=7c3390b0a0d2aecc6951346873b39efd&rgn=div5&view=text&node=45：1. 0. 1. 4. 77&idno=45. The latest updates to these standards will be made available at www. cdc. gov/phin.

292 See http：//www. cdc. gov/ncphi/disss/nndss/syndromic. htm. Systems should seek to address at minimum the Core Business Model and Electronic Health Record Requirements for Syndromic Surveillance (International Society for Disease Surveillance，http：//www. syndromic. org/) and accept electronic information using the latest version of the Public Health Information Network Syndromic Surveillance Messaging Guide，and Centers for Medicare and Medicaid Services (CMS) and Office of the National Coordinator for Health Information Technology electronic transmission standards established for the Meaningful Use objective for the CMS Incentive Program for Electronic Health Records "Capability to submit electronic surveillance data to public health agencies. " （As of January，2011 the latest regulations are posted at http：//edocket. access. gpo. gov/2010/pdf/2010-17207. pdf and http：//edocket. access. gpo. gov/2010/pdf/2010-17210. pdf ）. For updates, consult www. cdc. gov/phin.

293 Can be found at http：//www. emergency. cdc. gov/disasters/surveillance/

294 如风向、地面/地表水、土壤/沉积物。

295 See：Behavioral Risk Factor Surveillance System, www. cdc. gov/brfss, and the Gulf States Population Survey, http：//www. cdc. gov/OSELS/ph _ surveillance/gsps. html.

296   Adapted from Project Public Health Ready Measure 1. m2vii

297   Adapted from Public Health Accreditation Board Proposed Standards and Measures
       (final draft for beta test-July 2009) Measure 1. 1. 1B

298   能自动接收/处理/发送电子病例报告。

299   可通过监测模型/系统追踪单个病例。

300   可根据现有国家数据资料标准处理电子病例报告并向 CDC 发送。

301   Adapted from Public Health Accreditation Board Proposed Standards and Measures
       (final draft for beta test-July 2009) Measure 2. 1. 6S

302   传染病暴发调查包括食源性疾病暴发，但不包括 HIV、STD、结核病。

303   基本要素：背景、启动调查、调查方法、调查发现/结果、讨论和/或结论、建议、主
       要调查人员和/或撰写报告人员。

304   急性环境暴露：分散、突然和/或普遍地意外暴露于非感染因子，并可引起人群不良症
       状或疾病。

305   Adapted from Project Public Health Ready Measure 1. f2

306   Adapted from Project Public Health Ready Measure 1. m2i-m2iv

307   Adapted from Project Public Health Ready Measure 1. m4i

308   Adapted from Project Public Health Ready Measure 1. r1i-r1ii

309   适当时限是指采取有意义的与公共卫生相关的干预措施或控制措施的时间范围。虽然
       实际上这一时限在不同疾病之间可有不同，但对六种疾病（肉毒中毒、大肠埃希菌疾
       病、急性甲型肝炎、麻疹、脑膜炎球菌病、土拉菌病）施行干预措施的合适时间范围
       已有标准化的绩效指标。

310   Adapted from Project Public Health Ready Measure 1. o9iii

311   Adapted from Public Health Accreditation Board Proposed Standards and Measures
       (final draft for beta test-July 2009) Measure 2. 2. 1B

312   Adapted from Public Health Accreditation Board Proposed Standards and Measures
       (final draft for beta test-July 2009) Measure 9. 1. 4B

313   Adapted from Public Health Accreditation Board Proposed Standards and Measures
       (final draft for beta test-July 2009) Measure 9. 1. 5B

314   Adapted from Project Public Health Ready Measure 2. e4

315   CDC and University of Washington's Center for Public Health Informatics. Competen-
       cies for Public Health Informaticians：http：//cphi. washington. edu/resources/com-
       petencies. html.

316   可从政府信息技术服务单位、其他卫生机构、大型医疗中心、当地大学的生物医学信
       息规划机构、大学（一般是有公共卫生学院的大学）的公共卫生信息规划机构、私立
       咨询公司和卫生信息技术供应商等机构获得有信息学技能者。

能力 14：应对者安全和健康

317   就该能力来说，应对者可定义为公共卫生机构人员。根据职责不同，应对者也可定义
       为首批接诊的医院和医务人员。

318   精神卫生是指行为卫生、精神卫生和心理卫生。

319   Adapted from Project Public Health Ready Measure 1. e2

320   保护性行动指南提出应急期间为保护人们免于遭受大量对健康有害的放射性损伤，当

局可采取的预防措施。详见"保护性行动指引"：http：//www.epa.gov/rpdweb00/rert/pags.html。

321　Adapted from Project Public Health Ready Measure 1.s1

能力 15：志愿者管理

322　本节所用的术语"志愿者"仅指志愿支持公共卫生机构应对的个体或群体，包括公共卫生人员、医疗人员和非医务人员。

323　Adapted from Project Public Health Ready Measure 1.w4

324　Adapted from Project Public Health Ready Measure 1.w3ii

325　Adapted from Project Public Health Ready Measure 1.w3i

326　高危人群可指对下列功能中一个或多个功能有需求的人员，包括：沟通、医疗、维持独立生活、监护和运输。除了大流行和全危害防范法案中特别指定的高危者（如儿童、老人、孕妇）外，需要其他应对帮助的个体还包括失能者、被养老院收容者、老年人、不同文化背景者、英语能力低下或不会讲英语者、交通不便者、慢性疾病患者、药物依赖者。

327　Adapted from Project Public Health Ready Measure 1.w3iii

328　Adapted from Project Public Health Ready Measure 1.w3v

329　Adapted from Project Public Health Ready Measure 1.w3vii

330　本节所用的术语"精神/行为卫生"是包括行为卫生、心理社会卫生和心理卫生的通用术语。

331　Adapted from Project Public Health Ready Measure 1.w3iv

332　清退工作是指设备返回、运行汇报以及命令和责任的转移。

（周祖木　译）

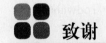
本书由美国疾病预防控制中心（CDC）公共卫生防范和应对办公室（OPHPR）的州和地方准备部编写。

Rear Admiral Ali. S. Khan，M. D.，M. P. H.

公共卫生防范和应对办公室，主任，军医处副处长（Assistant Surgeon General）

Christine Kosmos，B. S. N.，M. S.

公共卫生防范和应对办公室，州和地方准备部，主任

Christa-Marie Singleton，M. D.，M. P. H.

公共卫生防范和应对办公室，州和地方准备部，科学处副处长

项目组成员

Darren Collins

Kim Del Guercio，M. P. H.

Kristin Kostus

Jason Leone

Anjali Patel，M. P. H.

Andrea Robinson

Nikolas Shumock

Gideon Slifkin

其他 CDC 作者

CDC 各部门的专题专家

Seth Foldy，MD，MPH，FAAFP

CDC 监测、流行病学和实验室服务办公室，公共卫生信息和技术项目办公室，主任

特别感谢

美国医院协会

美国公共卫生实验室协会

美国州和领地卫生官员协会

美国州和领地流行病学专家委员会

美国城镇卫生官员协会

美国应急管理协会

美国公共卫生信息联盟

美国卫生和人类服务部

· 防范和应对副部长办公室

美国国土安全部

- 联邦应急管理署研究资助项目部
- 健康事务办公室

美国交通部

- 美国高速公路安全运输署

本书可从 www. cdc. gov/phpr/capabilities 获得。

如需有关 CDC 防范和应急应对活动的详细信息，可访问公共卫生防范和应对办公室网站：www. cdc. gov/phpr。

（周祖木　译）